W0173579

Carl-Auer

Für Phong

»Ein Schiff im Hafen ist sicher.
Aber dafür werden Schiffe nicht gebaut.«

Asiatische Weisheit

Tobias Conrad

Ich flieg dann mal!

Praxiswissen und
Behandlungsmethoden für
die Therapie von Flugangst

2008

Über alle Rechte der deutschen Ausgabe verfügt Carl-Auer-Systeme
Verlag und Verlagsbuchhandlung GmbH Heidelberg
Fotomechanische Wiedergabe nur mit Genehmigung des Verlages
Satz u. Grafik: Drißner-Design u. DTP, Meßstetten
Umschlaggestaltung: Goebel/Riemer
Printed in the Netherlands
Druck und Bindung: Koninklijke Wöhrmann, Zutphen

Erste Auflage, 2008
ISBN 978-3-89670-660-7
© 2008 Carl-Auer-Systeme, Heidelberg

Bibliografische Information der Deutschen Nationalbibliothek
Die Deutsche Nationalbibliothek verzeichnet diese Publikation
in der Deutschen Nationalbibliografie; detaillierte bibliografische
Daten sind im Internet über http://dnb.d-nb.de abrufbar.

Informationen zu unserem gesamten Programm, unseren Autoren
und zum Verlag finden Sie unter: **www.carl-auer.de**.

Wenn Sie unseren Newsletter zu aktuellen Neuerscheinungen
und anderen Neuigkeiten abonnieren möchten, schicken Sie
einfach eine leere E-Mail an: **carl-auer-info-on@carl-auer.de**.

Carl-Auer Verlag
Häusserstraße 14
69115 Heidelberg
Tel. 0 62 21-64 38 0
Fax 0 62 21-64 38 22
E-Mail: info@carl-auer.de

Inhalt

Vorwort

Arzt oder Chefsteward? Chefsteward oder Arzt? Auch aus einer langjährigen persönlichen Freundschaft heraus ist für mich diese Frage angesichts der Person von Dr. Tobias Conrad schwer zu entscheiden. Arzt und Chefsteward, das ist die einzig zutreffende Bezeichnung für ihn. Beide Berufe sind bei ihm und vor allem für ihn nicht voneinander zu trennen. Sein Teamgeist als Chefsteward ist ebenso wichtig für seine Arbeit in den Flugzeugen der Deutschen Lufthansa wie seine fachliche Kompetenz als praktizierender Hypnosearzt in seiner Wiener Praxis.

Tobias Conrad hat ein Buch über seine therapeutischen Einblicke in die Welt der Flugangst geschrieben. Seine Leser – Psychologen und Mediziner wie Laien – wird es gleichermaßen beruhigen: Flugangst ist kein Verhängnis, gegen das man machtlos ist. Man kann etwas dagegen tun. Moderne neurowissenschaftliche Methoden treffen hier auf Metaphern und Geschichten, die sämtlich nur dem Ziel dienen, die Flugangst durch positive Empfindungen abzulösen. Tobias Conrads Ziel ist es, die Angst nicht als Feind zu betrachten, sondern verstehen zu lernen und unterschiedliche Ängste vor bevorstehenden Flügen durch behutsame Hypnosetherapie nicht »vergessen« zu lassen, sondern durch positive Gefühle zu kompensieren.

Im Zeitalter einer vielfach zur Routine gewordenen Mobilität sind Flugreisen in Beruf und Urlaub im Grunde ein fester Bestandteil unseres Alltagslebens geworden. Längst sind es nicht mehr nur die Reichen und Superreichen, die in einen Flieger steigen, um ans Ziel ihrer Wünsche zu gelangen. Fliegen gehört zum Alltagsleben. In gleichem Maße hat aber auch die Flugangst zugenommen – jene irrationale, alle »vernünftigen« Gründe wegwischende Haltung, die einen letztlich daran hindert, ein Flugzeug zu besteigen.

Gegen diese Angst geht Tobias Conrad ganz pragmatisch vor, indem er mit medizinischer Präzision für unterschiedliche Formen und Wirkungen der Flugangst eigenständige therapeutische Interventionen entwickelt. Und die sind verblüffend einfach umzusetzen: Therapeuten, Ärzte und interessierte Laien finden in diesem kompetent und zugleich pointiert geschriebenen Buch eine Fülle von konkreten Anleitungen, was sie wie gegen Flugangst unternehmen können. Hier ergänzen sich der Mediziner und der Flugbegleiter perfekt – und

Theorie und Praxis gehen eine Verbindung ein, die sich sehen lassen kann.

Sehr hilfreich sind auch die zahlreichen Fallbeispiele von Patienten, die unter Flugangst leiden. Jeder Betroffene kann sich hier wiederfinden und wird vielleicht erleichtert feststellen, dass es noch weitaus schlimmere Fälle von Flugangst gibt, die erfolgreich behandelt werden konnten.

Es spricht vieles dafür, dass man sich nach der Begegnung mit diesem Buch und den darin vorgeschlagenen Behandlungsmethoden entspannt in seinen Flugzeugsessel zurücklehnt und zufrieden vor sich hin murmelt: »Ich flieg dann mal ...«

Klaus Knapp, Deutsche Lufthansa AG
Frankfurt, Juli 2008

Einleitung

Wie für mich alles begann – am Flughafen Turin

Petra B. war eine sehr elegant gekleidete Geschäftsfrau Anfang 40. Gleich beim Betreten des Flugzeugs, das sie von Turin zu einem wichtigen Meeting nach Frankfurt bringen sollte, wandte sie sich an mich – in meiner damaligen Eigenschaft als Lufthansa-Steward – und eröffnete mir, dass sie vom Flug zurücktreten wolle.

Ich nahm sie beiseite (nebenbei die übliche Hektik, die beim Boarden eines Fliegers herrscht), und sie erzählte ganz aufgelöst und unter Tränen der Wut und Enttäuschung, dass sie schon mehrere Anläufe genommen hätte, ihre Flugangst zu besiegen, und jedes Mal kurz vor dem Abflug gescheitert sei.

Ich versuchte, sie zu beruhigen, und bot ihr an, mich während des Flugs ganz besonders um sie zu kümmern.

Leider hatten wir einen baldigen »Slot«, das bedeutet eine strikt vorgegebene Abflugszeit. Würden wir bis dahin nicht zur Startbahn rollen, bekämen wir eine neue, mindestens um zwei Stunden nach hinten verschobene Abflugszeit – natürlich ein Ding der Unmöglichkeit, weil unwirtschaftlich und auch aus Rücksicht auf die anderen Passagiere nicht denkbar. In den wenigen Minuten, die ich für sie zur Verfügung hatte, gab ich mein Bestes:

Ich versuchte, sie zu beruhigen und ihre Aufmerksamkeit auf ihr Ziel und auf die Freude zu lenken, die sie in Frankfurt nach dem bestandenen Flug empfinden würde. Es gelang mir leider nicht, in dieser kurzen Zeit eine gute Vertrauensbasis herzustellen, und meine Versuche blieben erfolglos. Wir mussten die Türen schließen und uns auf den Weg nach Frankfurt machen – leider ohne sie.

Dieses Ereignis vor zehn Jahren war für mich persönlich der Startschuss: Ich wollte mehr über Flugangst wissen, um in Zukunft Menschen, die unter Flugangst leiden, helfen zu können.

Heute beschäftige ich mich beruflich mit Flugangstpatienten in meiner Privatpraxis für Ganzheitsmedizin und Klinische Hypnose in Wien[1] und weiterhin als Purser (Chefsteward) an Bord von Großraum-

---

[1] www.tobiasconrad.com.

Flugzeugen der Deutschen Lufthansa, wo ich für das Wohlergehen und die Sicherheit meiner Crew und von bis zu mehreren Hundert Passagieren verantwortlich bin.

Aus der Praxis des Mediziners und Lufthansa-Chefstewards

Alle in diesem Handbuch vorgestellten Interventionen sind vielfach und erfolgreich in der Praxis erprobt, und einige davon werden außerdem auch in den Flugangstseminaren renommierter Fluggesellschaften eingesetzt, wie beispielsweise im Programm »Achieving Comfortable Flight« des amerikanischen Psychologen und Angstforschers Reid Wilson, der gemeinsam mit dem legendären ehemaligen PanAm-Jumbojet-Kapitän T. W. Cummings für die American Airlines ein Angstbewältigungsprogramm entwickelte (Wilson a. Cummings 1991) Ich habe mich bemüht, das Buch ohne allzu viel theoretischen Ballast und direkt aus der Hypnosepraxis zu schreiben, sodass Sie die vielen wörtlichen Anleitungen direkt anwenden können.

Dieses Buch richtet sich vor allem an Psychologen und Ärzte, die befugt sind, Hypnose in ihrer Praxis einzusetzen. Aber auch Patienten, die sich eingehend informieren wollen, finden viele anschauliche Beispiele über die Möglichkeiten der therapeutischen Hypnose.

Es ist zwar keine Vorbedingungen, aber sicherlich von Vorteil, wenn Sie grundlegende Hypnoseerfahrung haben, also beispielsweise ein Curriculum bei einer der anerkannten Fachgesellschaften, z. B. der DGH (Deutsche Gesellschaft für Hypnose) oder der MEG (Milton Erickson Gesellschaft), absolviert haben und mit der Grundlagenliteratur über therapeutische Hypnose vertraut sind, etwa den Lehrbüchern von Agnes Kaiser Rekkas (2007a,b), Dirk Revenstorf und Burkhard Peter (2007) oder Hans-Christian Kossak (2004).

Dabei spielt es keine Rolle, ob der Flugangstpatient bisher viel, selten oder noch nie geflogen ist. Unsere Klienten sind üblicherweise lebenstüchtige und beruflich hoch kompetente Personen (was wir therapeutisch wunderbar nutzen können), die sich für ihre Angst schämen und die sich diese oft genug nicht wirklich erklären können.

Es ist allgemein bekannt, dass das Gefährlichste am Fliegen der Weg zum Flughafen ist. Da aber jedes Flugzeugunglück, wo auch immer auf der Welt es passiert, in den Medien mit vielen Wiederholungen vermeldet wird, entsteht natürlich ein verzerrtes Bild: Während weltweit bei Autounfällen jährlich weit mehr als 100.000 Menschen sterben, sind es bei den durchschnittlich 20 tödlich verlaufenden Flugzeugunglücken etwa 700 Tote im Jahresdurchschnitt. Statistisch gesehen müsste ein Passagier 100.000-mal rund um die Welt fliegen, um bei einem Flugzeugunglück ums Leben zu kommen.

Da durch das Vermeidungsverhalten – also nicht zu fliegen – das berufliche und soziale Leben gefährdet ist, kommen unsere Klienten meistens hoch motiviert in die Therapie (was wir auch wieder therapeutisch wunderbar nutzen können).

Als Anwender klinischer Hypnose vertraue ich darauf, dass meine Patienten prinzipiell kompetente, intelligente und kreative Menschen sind, die die Ressourcen zur Lösung ihrer Probleme in sich tragen und die diese mit unserer ärztlichen und therapeutischen Hilfe (wieder)entdecken.

Hypnosetherapie sucht nach Zusammenhängen, aus denen die Angstmuster verstehbar werden, und gleichzeitig nach Wegen, die aus diesen Mustern herausführen. Das macht sie in der therapeutischen Praxis so effektiv und effizient.

Wenn ich in diesem Buch durchgängig das Genus masculinum gebraucht habe, soll das ausschließlich dem einfacheren Lesefluss dienen. Ich bitte darum, dass sich Leserinnen und Leser gleichermaßen angesprochen fühlen, zumal ich die in diesem Buch dargestellten Erfahrungen zu gleichen Teilen mit beiden Geschlechtern gemacht habe.

Tobias Conrad
Wien und Frankfurt am Main, April 2008

1. Allgemeines

1.1 Voraussetzungen

Erklärungsmodelle zur Angst

In der Geschichte der Medizin und Psychotherapie haben die Angststörungen immer eine besondere Rolle gespielt. Auf keinem anderen Gebiet sind die fachlichen Meinungen hinsichtlich Ätiologie und Pathogenese, diagnostischer Modelle und Klassifikation so heterogen und teilweise gegensätzlich wie auf diesem Gebiet.

Moderne Ansätze der Therapie sind jedoch stets theorieübergreifend und interdisziplinär, was im Sinne der verbesserten Wirksamkeit für die Patienten nur wünschenswert sein kann.

Da sich meine Praxis in Wien unweit der berühmten Berggasse befindet, möge man mir noch einen kleinen exemplarischen geschichtlichen Überblick nachsehen. Die psychologische Literatur ist voll von Theorien zur Entstehung und zur Therapie von Ängsten und Phobien: von den beiden Freudschen Angsttheorien, nach denen Angst verwandelte Libido (1895, 1909) bzw. Signalangst im Dienste des Ichs[2] ist (1926) über lerntheoretische Erklärungsmodelle und Behandlungsmethoden seit Watsons Experimenten mit Little Albert (1920), bis zu kognitiven Verfahren (Margraf u. Schneider 1990) und der Gestalttherapie (Perls, Hefferline u. Goodman 1981), wonach Angst als Abwehrmechanismus im Sinne eines Widerstands in zwischenmenschlichen Verhaltensweisen verstanden wird, und den heutigen multimodalen systemischen biopsychosozialen Ansätzen.

Als Behandelnder kann man es sich aber gar nicht leisten, diagnostische und theoretische Fragen bis zur Erschöpfung zu klären. Der Therapeut hat die Pflicht, sich der aktuellen Situation zu stellen, d. h. die von Angst dominierende Krisensituation überwinden zu helfen.

Definition und Ätiologie

Die Flugangst oder *Aviophobie* als spezifische Phobie ist nach dem ICD-10 Kapitel V, F 40.2 (WHO 1991) eine Angst, die ausschließlich oder überwiegend durch eindeutig definierte Situationen oder Ob-

---

2 Das Ich ist bedroht von den aus dem Es andrängenden Impulsen, von der Wiederbelebung der psychischen und physischen Abhängigkeit von der Mutter, z. B. bei Trennungen, und von der Wiederbelebung nicht bewältigter traumatisierender Erfahrungen.

jekte außerhalb des Betroffenen hervorgerufen wird – hier durch das Fliegen mit einem Flugzeug. Die Mehrzahl der Betroffenen leidet oft still an ihren Ängsten und begibt sich erst in Behandlung, wenn eine Veränderung der Lebenssituation dazu führt, dass sie sich einer Situation stellen müssen, die sie vielleicht sogar über Jahre hinweg gemieden haben (Magee et al. 1996).

Die meisten Flugangstpatienten erleiden ihre Angst auch in anderen Situationen, wie z. B. im Fahrstuhl, im Tunnel, beim Zahnarzt, auf dem Meer, im Kaufhaus, in öffentlichen Verkehrsmitteln, auf der Autobahn, als Beifahrer, beim Friseur, als *Agoraphobie, soziale Phobie, Akrophobie, Klaustrophobie* oder auch *generalisierte Angst.* Nur ca. 15 % haben eine »echte« spezifische Flugphobie, d. h., sie spüren ihre Angst ausschließlich beim Fliegen.

Es lassen sich mehrere Patientengruppen unterscheiden:

- Da gibt es zum einen die Patienten, die Schwierigkeiten haben, die Kontrolle abzugeben.
- Eine andere Gruppe hat mehr klaustrophobische Ängste.
- Eine dritte Gruppe reaktiviert beim Fliegen ein früheres traumatisches Erlebnis.
- Eine vierte Gruppe berichtet von schlimmen Flugerlebnissen. Diese Patienten nennen also eine klare Ursache, die mit dem Fliegen zusammenhängt. Wobei man sagen muss: Viele dieser Situationen waren nur deswegen scheinbar gefährlich, weil dem Fluggast wichtige Informationen fehlten. Wer sich ein bestimmtes Vorkommnis nicht erklären kann, definiert es oft irrtümlich als »gefährlich«.

Die Symptome der Flugangst reichen von leichtem Unbehagen bis hin zur panischen Angst. Auffällig oft tritt die Flugangst erstmalig in einer Lebensphase des Umbruchs und großer Belastung auf. Der Verlust eines sozialen Netzwerks oder die Veränderung der Lebenssituation, z. B. durch Ausbildung, Berufswechsel, finanzielle Schwierigkeiten, Krankheit, Unfälle, Hochzeit, Familiengründung oder Umzug, scheint die Entstehung der Flugangst zu begünstigen. Dazu kommen häufig überzogene Ansprüche an die eigene Professionalität (»Ich muss immer stark und für die anderen da sein«), die zur Unterdrückung der eigenen Emotionen führen können. Dann können geringfügige Anlässe wie Turbulenzen während eines Flugs erste Angstattacken evozieren. Auch längst vergessen geglaubte traumatische Ereignisse können sich plötzlich in Form einer Flugangst manifestieren.

Ob Verdrängtes oder Neuerlerntes: Entscheidend ist, das personenspezifische Angstmuster und die individuelle Angstgeschichte hinter den Symptomen zu erkennen und diese nach dem eigenen Therapiestil und im Vertrauen auf die Problemlösungskompetenz unserer Klienten, also ressourcenorientiert, aufzulösen.

Zur Neurobiologie von Angststörung und Hypnose

Moderne neurowissenschaftliche Methoden wie die funktionelle Magnetresonanztomografie (fMRT) und die Positronenemissionstomografie (PET) haben es in den letzten Jahren ermöglicht, die neuronalen Netzwerke der Angst und auch die Wirkung ihrer Neurotransmitter darzustellen. Angst geht mit der Aktivierung eines komplexen neuronalen Netzwerks von neokortikalen und basalen Hirnregionen einher: Es sind dies vor allem die Raphekerne, das limbische System und besonders die Amygdala: Diese ist während des Angstempfindens hyperaktiv und kann von Nervenimpulsen aus dem präfrontalen Kortex inhibiert werden. Die mit der Angst einhergehende Überaktivität der Amygdala wird in Hypnose herabgesetzt, indem Hemmungsmechanismen in höheren kortikalen Bereichen aktiviert werden. Serotonin spielt als Botenstoff im Gehirn die zentrale Rolle bei der Regulation von Angst (Gross et al. 2002). Das erklärt die angstlösende Wirkung der SSRIs (selektive Serotonin-Wiederaufnahmehemmer), z. B. Paroxetin, Sertralin und Citalopram bzw. Escitalopram (Möller 2006).

Mittels funktioneller Bildgebung konnten unterschiedliche Forschergruppen auch zeigen, dass Hypnose zu plastischen Veränderungen im menschlichen Gehirn führt (Schulz-Stübner 2007). Durch das Erleben in Trance kommt es zu neuen neuronalen Vernetzungen, denn durch zustandsabhängiges Wiedererinnern in Trance und Neuerlernen durch strukturiertes, prozessorientiertes Arbeiten in Trance werden tatsächlich Gedächtnisinhalte emotional neu bewertet. Dies geschieht vor allem durch die in Trance mögliche rechtshemisphärische, unbewusste und bildhafte Beschäftigung mit einem Thema bei reduzierter linkshemisphärischer, also sprachlich- logischer Aktivität. Dies führt zu angenehmen Gefühlen des Getragenseins, Ganzseins, tiefen inneren Wissens, subtiler Heilung.

All dies sind Effekte, die Meditierende seit Jahrtausenden kennen und die uns immer daran erinnern, dass Hypnose ein ganz natürliches Phänomen ist.

Der Flugangstpatient und seine typischen Symptome

Regelmäßigen Umfragen des Instituts für Demoskopie in Allensbach zufolge leidet jeder dritte Passagier mehr oder weniger stark unter Flugangst. Die meisten Patienten mit Angststörungen hatten entweder traumatische Erlebnisse in ihrer Lebensgeschichte oder befürchten für die Zukunft, Opfer solcher Erlebnisse zu werden. Gleichzeitig unterschätzen sie ihre Problemlösungskompetenzen.

Ob jung, alt, männlich, weiblich, Vielflieger oder Noch-nie-Flieger: Wenn »es« einen in der Enge des Flugzeugrumpfes erwischt, dann hat man die für das sympathische Nervensystem typischen körperlichen und seelischen Symptome:

- Herzklopfen, Herzrasen, Herzstolpern
- Schweißausbrüche
- Zittern, Beben
- Mundtrockenheit
- Atemnot, Kurzatmigkeit
- Beklemmungsgefühl
- Brustschmerzen
- Übelkeit, Magen-Darm Beschwerden
- Hitzewallungen, Kälteschauer
- Taubheitsgefühl, Kribbelgefühle in Armen und Beinen

Gleichzeitig kann es zu *Derealisationsphänomenen* kommen, also Gefühlen wie:

- gleich in Ohnmacht zu fallen
- einen Schlaganfall oder Herzinfarkt zu bekommen
- zu ersticken
- sich nicht unter Kontrolle zu haben
- sich lächerlich zu benehmen
- viel jünger zu sein
- verrückt zu werden
- jemandem etwas anzutun
- einen Schreianfall zu bekommen
- Unsinn zu reden
- blind zu werden
- hilflos zu sein

Damit ist das nachvollziehbare Bedürfnis verbunden, wegzulaufen, auszusteigen, Unterstützung zu bekommen.

Hat Sie diese Aufzählung an etwas erinnert? Stimmt genau: Es sind typische Phänomene der »*Symptom- oder Problemtrance*«:

- enge Fokussierung (Tunnelblick)
- Inkompetenzerleben
- Eingeengtheit von Wahrnehmungsprozessen
- massive Selbstabwertung

Angstpatienten sind üblicherweise sehr gut hypnotisierbar, denn sie erleben in ihrer Angst die genannten unwillkürlichen typischen hypnotischen Phänomene wie die Dissoziation, die Zeitverzerrung, die Katalepsie usw.

Unsere Klienten kennen also Trancezustände nur zu gut – das macht unter anderem die Hypnosetherapie zur Angstbehandlung so effektiv!

Exploration der angstauslösenden Situationen

Der Tagesverlauf am Flugtag und die einzelnen Flugphasen (Start, Reiseflug und Landung)

Ich gehe mit meinen Patienten ganz detailliert und in leichter Trance (die Atmung ist vorerst ganz ruhig und gleichmäßig) den Tag durch, um die individuellen Stress- und Angstpegelstände auf einer gedachten Skala von eins bis zehn (Visuelle Analog Skala, VAS) für die späteren Interventionen kennenzulernen. Es geht darum, die (konditionierten) Auslöser der Angst zu ermitteln.

Anleitung: Angstprotokoll

»Lassen Sie alle aufkommenden Gefühle zu, beobachten Sie und beschreiben Sie die äußere Umgebung und die Reaktionen Ihres Körpers. Lassen Sie alle Gefühle zu, bleiben Sie in den Situationen lange genug, um alle Gefühle wahrzunehmen, bevor Sie zur nächsten weitergehen. Vom Vorabend des Flugs, die Nacht davor, der Morgen, das Aufstehen, der Tagesbeginn, die Fahrt zum Flughafen, das Betreten des Terminals, am Check-in-Schalter, die Bordkartenkontrolle, die Sicherheitskontrolle, die Passkontrolle, das Begehen des Duty-free-Bereichs bis zum Ankommen am Abflugschalter. Nun hören Sie das Aufrufen des Flugs, das Einsteigen beginnt, den Sitzplatz finden, das Gepäck verstauen, die Sicherheitsvorführung ansehen,

das Zurückschieben des Flugzeugs, das Rollen des Flugzeugs am Boden, der Start, die verschiedenen Flugphasen, unruhige Phasen, Turbulenzen, und je nach Flugdauer die Serviceabschnitte, der Bordverkauf, die Ansagen, die Bordunterhaltung, die Sitzbedienung, der Sinkflug bis zur Landung.«

Dabei erstelle ich gemeinsam mit dem Patienten ein genaues Angstprofil auf der VAS.

Folgende Situationen machen Menschen mit Flugangst am meisten Angst:

- – Start
- – Turbulenzen
- – Geräusche
- – schlechtes Wetter
- – Enge
- – keine Kontrolle

Nach den therapeutischen Interventionen können wir dann gemeinsam im Vergleich feststellen, wie und wo es zur Besserung kommt.

1.2 »Mind Body Medicine« – Die biopsychosozial-spirituellen Dimensionen der Therapie

Die körperlich-biologische Ebene der Angst

Jedes Angstempfinden geht immer mit messbaren physiologischen Stress-Symptomen einher und ist durch diese mitbedingt; es kommt zur psychophysiologischen Erregung (»Arousal«) und damit zum Verlust der Gestaltungsmöglichkeit. Der Patient fühlt sich als Opfer, im Alter regrediert, hilflos und ausgeliefert, und die Körperphysiologie ist entsprechend erstarrt, blockiert, wie eingesperrt.

In *hypnotischer Leertrance* (so bezeichnen wir eine Hypnose ohne konkrete Zielsetzung, also eine reine Entspannungstrance) wiederum treten körperliche Reaktionen auf, die typisch für eine Erholungsphase sind:

Muskelentspannung, seelische Entspannung, Blutdrucksenkung, Wärmeempfinden etc. Diese Reaktionen sind genau das Gegenteil von den körperlichen Symptomen bei der Flugangst. Für Personen, die einen Zustand von tiefer Ruhe und Entspannung seit langer Zeit nicht mehr erfahren haben, kann schon diese erste Behandlungsphase zu einem freudigen und Hoffnung stiftenden Erlebnis werden.

Im Gespräch versuche ich herauszufinden, welches negative Muster die Symptomatik mit ausgelöst hat und welche Beziehung die Patienten zum eigenen Körper haben. Diese negativen Muster gilt es von uns Therapeuten in der Therapie schrittweise und behutsam gegen die typischen Vermeidungstendenzen und Widerstände zu unterbrechen und aufzulösen. Es geht auch darum, den Körper wieder als Ressource für das eigene Selbst- und Selbstwerterleben zu erfahren, und zwar als etwas Kräftiges, Bewegliches und Lebendiges, als etwas, worauf man sich verlassen kann.

Nun können unsere Patienten eine tiefe Entspannung in unserer Praxis in Hypnose zwar gut erfahren, aber das nützt noch nichts in der Situation, in der die Entspannung eigentlich gebraucht wird, nämlich dann, wenn sie den Flug antreten sollen. Um die körperlichen Reaktionen in dieser Situation zu kontrollieren, muss man in der Lage sein, die Entspannungsreaktion selbst und kurzfristig zu erzeugen. Diese Schnellentspannung lernen meine Patienten unter meiner Anleitung in der Praxis und auch durch Übungen Zuhause. Diese Übungen stelle ich im Kapitel 3.3 (»Körperentspannungen«) einzeln vor.

Bitte denken Sie auch daran, dass es *somatische Ursachen* für Symptome gibt, die Teile von Angststörungen sind und die zu einer entsprechenden Fehldiagnose führen können: So können Zittern, Blässe und Schwitzen Symptome einer Hypoglykämie sein, eine Tachykardie Zeichen eines Hyperthyreoidismus oder Phäochromozytoms und Gefühle der Unwirklichkeit im Sinne einer Depersonalisation Zeichen einer Temporallappenepilepsie.

Die erste Angstattacke erleben Menschen mit Flugangst oft im Zustand eines alkoholischen Hangover, denken Sie daher bitte auch an Missbrauch und Entzug von Drogen wie Amphetaminen und Halluzinogenen und Alkohol, bei denen alle typischen Angstsymptome auftreten können.

Deshalb empfehle ich unbedingt eine sorgfältige organmedizinische Abklärung aller Angstpatienten, bevor Sie mit der Angsttherapie beginnen.

Fallbeispiel: Elisabeth

Elisabeth war eine Verkäuferin Anfang 50, die auf einer Flugreise vor einem Jahr auf dem Rückflug aus der Karibik eine Panikattacke erlitt, als das Flugzeug in den Ausläufer eines Hurrikans geriet und sie über einen längeren Zeitraum »die schlimmsten Turbulenzen, die man sich vorstellen kann«, erlebte. Sie sah durch das Flugzeugfenster hinaus und war sich sicher, dass die stark wippende Tragfläche abbrechen würde und das Flugzeug unweigerlich abstürzen würde. Sie hatte »Herzklopfen, dass ich dachte, mir sprengt es den Brustkorb. Ich bekam keine Luft. Mir wurde schlecht. Ich bekam einen Schweißausbruch, und ich dachte, ich würde verrückt werden«. Ein Arzt, der ausgerufen wurde, als der Flug wieder ruhiger wurde, verabreichte ihr ein Beruhigungsmittel.

Seitdem sei sie insgesamt ängstlicher, reizbarer, könne sich schlecht konzentrieren und kaum einschlafen. Ihr Herz klopfe oft »wie wild«, und sie schwitze sehr. Der Gedanke an einen Flug sei unerträglich.

Trotz der Medikamente (ein SSRI und ein niedrig dosiertes Benzodiazepin), die ihr ein Arzt schon vor Monaten verschrieben habe, sei kaum keine Besserung eingetreten.

Sie kam in unsere Praxis, da sie von einer Bekannten gehört hatte, dass ich mich mit Flugangst besonders gut auskenne. Standardmäßig machten wir zuerst eine Anamnese und die obligate allgemeinmedizinisch-internistische Untersuchung. Wie sich dann im Blutbefund herausstellte, hatte sie eine Schilddrüsenfunktionsstörung: eine Hyperthyreose. Retrospektiv war der erste Angstanfall im Flugzeug, ausgelöst durch die starke Turbulenz, wahrscheinlich eine durch vermehrte Jodaufnahme (tägliches Fischbuffet im Karibikurlaub) getriggerte leichte thyreotoxische Krise.

Unter der adäquaten medikamentösen Therapie mit Thyreostatika kam es rasch zur völligen Symptomfreiheit.

Zur endgültigen Beseitigung der Flugangst genügte ein aufklärendes Gespräch über die flugtechnischen Auswirkungen von Turbulenzen.

Was sie besonders beeindruckte und beruhigte, war folgende Information: Die Tragflächenspitzen einer Boeing 747–400 »Jumbojet« können sich während des Durchfliegens einer unruhigen Wetterzone ohne Gefahr insgesamt 12 Meter (!) nach oben und unten bewegen.

Dieses Fallbeispiel zeigt: Bei jeder Art von Angst- und Panikstörung sollte eine medizinische Diagnostik vor Beginn einer Psychotherapie durchgeführt werden.

Die psychologische und die gedankliche Dimension der Angst

Die Begriffe Angst und Enge haben denselben Ursprung, was nicht verwundert, denn der innere Erlebnisraum des Angstpatienten ist massiv verengt. Angst hat natürlich einen evolutionären Sinn, und wahrscheinlich waren es eher die Ängstlichen, die die früheren Gefahren der Natur überlebten und deren biologische Nachfahren wir heute sind. Angst bedeutet sozusagen Überlebenskompetenz, und diese lebt auf unwillkürliche Weise in unseren Patienten weiter, wenn auch in einer anderen Welt. Es ist entlastend und fördert die Dissoziation von der Angst, wenn wir als Therapeuten diese Seite im Patienten anerkennen und würdigen.

Das »psychische« Symptom ist für den oberflächlichen Betrachter oft nur die für ihn sichtbare Spitze eines biopsychosozialen Eisbergs. Ich plädiere deshalb für eine Behandlung mit bio-psycho-sozialen Mitteln. Ich finde es schade, dass oft genug derselbe Patient hier »geistig« und dort »physisch« und jeweils von einer anderen Person behandelt wird, denn die integrierte Behandlung beider Lebensbereiche eröffnet auch die Chance der besseren Entwicklung beider Lebensbereiche.

Die geistige Lebensdimension umfasst im Gespräch und der Interaktion mit dem Patienten nicht nur das Rationale und das Philosophische mit den Themen Gesundheit, Krankheit, Werte, Krise, sondern auch das meditative Erfahren und die Befassung mit spirituellen Themen.

Anstelle von Argumenten, die unsere Klienten zwar rational verstehen, die sie aber oft genug in ihrer *Mutlosigkeit*, ihrer *Scham* und ihren *Selbstzweifeln* belassen, verlassen sie in hypnotischer Trance die rationale Ebene und gehen auf die Ebene des angenehmen Erlebens und Fühlens *(Hypnosetherapie ist eine Erlebnistherapie!)*.

In der Hypnose muss man eben nicht primär einsehen, dass es richtig wäre, etwas Bestimmtes zu tun, sondern kann die Zuversicht und die Kraft erleben, während man diese Aufgabe in der inneren Realität der Hypnose durchführt.

Es gibt nur eine wirkliche Heilung, und das ist die Selbstheilung. Jeder ist für sich selbst der beste Experte. Nur eine reale Persönlichkeitsveränderung oder Veränderung der Lebensumstände kann die innere Unruhe beruhigen. Es ist auch der Mut zur Wahrheit gefragt, was bedeutet, sich der Realität zu stellen und die Dinge so zu sehen, wie sie für einen ganz persönlich sind. Und vor allem anderen zählt die Bereitschaft, die tieferen Zustände des Unbewussten zu erfahren.

Die entsprechenden Übungen stelle ich im Kapitel 3.3 (»Achtsamkeitsübungen«) vor.

Die Verhaltensdimension im sozialen Kontext

Ich bin der Ansicht, dass eine *Therapie das Leben des Menschen berei-chern* und ihm vielfältige Möglichkeiten eröffnen soll. Sie muss zum Ziel haben, die Person von den Begrenzungen und Einschränkungen eines schwierigen sozialen Gefüges zu befreien. In der Regel erscheinen die Symptome, wenn sich der Patient in einer unmöglichen Situation befindet und versucht, daraus auszubrechen. Wir sind als Therapeuten verpflichtet, Wachstum und Entwicklung zu ermöglichen, um damit eine grundlegende Veränderung in der sozialen Situation zu erreichen.

Je wohlwollender meine Beziehung zu mir selbst in meiner Ganzheit ist und je ganzheitlicher meine Beziehungen zu anderen und meiner Welt sind, desto gesünder bin ich. Therapie sollte durch genügend Raum und Zeit zur Intro- und Extraspektion immer die Grundlage dafür schaffen, eigene Erfahrungen und damit Kompetenzen zu erweitern.

Durch die Aktivierung und Neuausrichtung des neuen, gewünschten Verhaltens gelangen unsere Klienten aus der Opfer- in die *Handlungsposition*, d. h., sie fühlen sich ihrem Schicksal nicht mehr hilflos ausgeliefert, sondern sehen und spüren einen Weg zu möglicher Veränderung.

Nun geht es darum, den Patienten– anstelle der Vermeidung der Konfrontation mit dem bisher angstbesetzten Ereignis – konkret auf den Flug vorzubereiten. Verhaltenstherapeuten sprechen hier von der systematischen Desensibilisierung. Hier brauchen unsere Patienten klare Handlungsanweisungen. Und diese sollten so automatisiert werden, dass sie in »Fleisch und Blut« übergehen, damit sie in der entsprechenden auslösenden Situation routiniert ablaufen können.

Idealerweise entwickeln unsere Patienten eine spielerische und auch sportliche Einstellung zum Sich-Ausprobieren in der gefürchteten Situation.

Nun wissen wir natürlich, dass die Exposition möglichst oft, möglichst intensiv und möglichst lange erfolgen soll. Bei der Flugangsttherapie wäre dies eine sehr kostspielige Angelegenheit, hätten wir nicht die hypnotischen Trancezustände als Erlebnistherapie!

Die Spiritualität in der Hypnosetherapie

Man kann Hypnose bei der Angstbehandlung zu viel mehr einsetzen als nur allein im technischen, rationalen Sinn als Werkzeug im therapeutischen Prozess: Denn der Zustand der Trance birgt die unvergleichliche Chance, den großen Schatz zu heben, der im Inneren jedes Menschen nur darauf wartet, entdeckt zu werden:

① – Weisheit
② – Mut
③ – Liebe
④ – Humanität
⑤ – Gerechtigkeit
⑥ – Transzendenz
⑦ – Spiritualität

Das Erfahren und Bewusstwerden dieser Kerntugenden führt zur befreienden Wirkung des Verzeihens und zur stabilisierenden und kräftigenden Wirkung von Hoffnung und Vertrauen, also kurzum: zur *Stärkung der Resilienz* – und diese verringert naturgemäß Gefühle der Ohnmacht und der Angst.

Und wer Vertrauen hat, ist entspannt und hat keine Angst!

Bei einer ganzheitlichen Heilbehandlung des Menschen sollte man deshalb neben den biopsychosozialen Bedingungen seine spirituellen Bedürfnisse nicht übergehen.

Wenn man sich mit dem psychotherapeutischen Effekt der Spiritualität beschäftigt, stößt man natürlich auf viele theoretische und praktische Probleme, und Verwechslungen mit Parapsychologie, Esoterik, Religion und Fundamentalismus kommen leider häufig vor. Glücklicherweise haben wir das Mittelalter mit Angst machenden Gottesbildern und totalitär strukturierten religiösen Gruppen (fast) überwunden.

Meine persönliche Erfahrung bestärkt mich darin, spirituelle Ressourcen beim Patienten zu aktivieren, denn therapeutische und spirituelle Grundhaltung ergänzen sich: In der therapeutischen Praxis geht es um konkrete Konfliktlösungen, Selbstsicherheit, Verhaltenskontrolle und Befähigung zum Leben, während die spirituelle Haltung Vertrauen in sich und das Leben vermittelt.

In therapeutischer Trance erfährt der Patient die eigene Lebendigkeit, aber auch Stille, Einsamkeit, Schweigen, Loslassen, Vertrauen, Achtsamkeit, Akzeptanz und Mitgefühl.

Dadurch wird eine andere, ungewohnte Wahrnehmung möglich, die zu einem neuen Umgang mit sich und mit persönlichen Belastungen führt.

Eine aufgeklärte Reflexion über Transzendenz und eine *ideologiefreie Anleitung zu einer Meditationsweise (wie die Selbsthypnose)* sind das Mittel der Wahl, sich selbst und den eigenen Bezug zur Welt wirklich zu erfahren, um innere Spaltung zu heilen und gesunde, individuelle, erfüllende Ganzheit zu ermöglichen.

Wirksame Rituale gehen immer einher mit veränderten Bewusstseinszuständen und Phänomenen, die wir aus der Hypnose gut kennen. *Hypnosetherapie ist die zeitgemäße Form einer Jahrtausende alten Tradition des Heilens* und stellt für moderne Menschen wirksame Rituale bereit.

Warum Hypnose gerade bei Flugangst so gut hilft

Flugangstpatienten sind meist sehr gut hypnotisierbar. Das ist leicht zu verstehen, wenn man bedenkt, dass sie beim Erleben einer Angstreaktion in kürzester Zeit in einen stark veränderten Zustand (vegetativ, motorisch, emotional, kognitiv) wechseln und das ganze Geschehen absolut unwillkürlich, dem bewussten Zugriff entzogen – »*Es geschieht mit mir*« – abläuft.

Dieser veränderte Zustand und die beobachtbaren Reaktionen lassen sich alle auch als *hypnotische Phänomene* beschreiben: Unwillkürlichkeit, Dissoziation, Zeitverzerrung.

Das bedeutet, *die Symptome und die hypnotische Reaktion* »*sprechen dieselbe Sprache*«, sodass es Angstpatienten in der Regel leicht zu vermitteln ist, dass sie bereits über gute hypnotische Fähigkeiten verfügen und es jetzt nur mehr darauf ankommt, diese Fähigkeiten konstruktiv zu nutzen.

Nach verhaltenstherapeutischer Auffassung sind bei spezifischen Phobien die systematische Desensibilisierung und die In-vivo-Exposition, also die abgestufte und die langfristige Konfrontation mit den phobieauslösenden Reizen, die aussichtsreichsten Therapieformen.

Bei der Flugangst hieße das, so oft und so lange wie möglich zu fliegen. Ein Circulus vitiosus, denn genau das vermeiden ja unsere Patienten.

In hypnotischer Trance allerdings lässt sich ein Flug immer und immer wieder wie echt erleben. Und vor allem können wir die am meisten belastenden Situationen und alle speziellen angstbesetzten Flugphasen (das sind meistens Start, Turbulenzen während des Reiseflugs, Landung) so lange üben, bis deren Bewältigung ganz sicher möglich wird, und das macht die Hypnose so effektiv. Außerdem ersparen sich unsere Patienten die Teilnahme an therapeutischen Expositionsflügen und damit hohe Kosten.

Professionelle geistes- und naturwissenschaftlich fundierte (Hypnose-)Therapie orientiert sich nach der Indikation und der Evidenz, daraus erfolgen eine Auswahl therapeutischer Techniken (die in diesem Buch vorgestellt werden) mit einer entsprechenden Dosierung und ein Follow-up (Katamnese) zur Kontrolle, um nicht in eine »Black Box« hineinzuarbeiten.

Die therapeutische Kunst besteht darin, aus den zur Verfügung stehenden Interventionsmöglichkeiten eine *für jeden Patienten maßgeschneiderte Behandlung* zu kreieren. Ich lade Sie ein, aus den in diesem Buch vorgestellten Werkzeugen die Ihnen passenden herauszusuchen, zusammenzustellen oder auch völlig neu zu gestalten.

Ich plädiere für einen kreativen, eklektisch-integrativen, intuitiven Arbeitsstil! Der erhält die Freude an der Arbeit und macht sie zugleich effektiv und effizient.

Die erfolgreiche Angsttherapie richtet sich nach den einzelnen Stadien und Stimmungen im Klienten wie:

- – Motivation zur Veränderung
- – Ambivalenzen
- – gefestigter Entschluss
- – Exposition
- – Aufrechterhaltung des Erreichten
- – Rückfallprophylaxe

Wir erklären im Erstgespräch auch analoge Beispiele aus Sportler- und Musikerkarrieren von Lernplateaus, die es immer mal gibt, und machen den Klienten Hoffnung darauf, durch wiederholtes Trainieren das Ziel zu erreichen (Liggett 2004).

Erklären Sie, dass die Angst durch erfolgreichere Reaktionen ersetzt werden kann und dass man mit einer Extra-Expositionsübung darauf reagieren kann, um der Angst keinen Nährboden zu bieten. Diese Bausteine sind nach anerkannten Interventionstypen ausgerichtet:

 – beginnend bei strukturierter Schulung im Sinne einer Psychoedukation, wie Wissensvermittlung über Körperphysiologie und Strategien zur Stressbewältigung, über

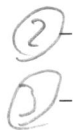

– Verhaltenstraining, wie operantes Konditionieren, basierend auf der Lerntheorie, bis zu
– Interventionen, die der Kognitiven Verhaltenstherapie entlehnt sind, um Gedanken, Vorstellungen und Einstellungen hinsichtlich der Phobie zu ändern und negative Stimmungen umzuwandeln.

Alles dient letztendlich einer erfolgreichen Konfrontation, also einer der systematischen In-vivo-Desensibilisierung folgenden In-vivo-Exposition: Der erfolgreich überstandene Flug ist das Ziel! Das alles basiert auf einer psychodynamischen Ebene, die manche Klienten ermutigen mag, auch den Ursprung ihres Problems zu finden. Diese »Einsicht« in ein traumatisches Erlebnis bringt den Patienten oft in eine spürbare Erfahrung von Gefühlen wie Traurigkeit, Wut, Schuld usw., auch wenn vorher adäquate Dissoziationstechniken verwendet wurden. Solche Abreaktionen lassen das Wieder- Assoziieren und die Katharsis von affektiven, somatischen, kognitiven und sensorischen Aspekten einer vergangenen Erfahrung erkennen. Wir können unsere Klienten ermutigen, diese Gefühle auszuleben – vorausgesetzt, wir sorgen für eine gute therapeutische Allianz und haben sie adäquat, vor allem durch Ich-Stärkung und strukturierte Altersregression mit Etablierung positiver Anker, vorbereitet. Viele Kliniker sind der Überzeugung, dass diese Abreaktionen den Therapiefortschritt beschleunigen (Hammond 1990).

Andere Therapeuten vertrauen eher auf stillere, innere Prozesse im Patienten. Da wird jeder Therapeut seinem eigenen Stil entsprechend vorgehen.

Alle in diesem Buch vorkommenden und für die Hypnosepraxis modifizierten Interventionen bauen Sie bitte auf dem Fundament einer guten und sicheren Beziehung auf, indem Sie *die Klienten generell ermutigen, stärken, unterstützen und somit Hoffnung vermitteln*. Die Erfahrung lehrt, dass man dann jederzeit bereit sein wird, spontan alle gut vorbereiteten Methoden wieder über den Haufen zu werfen und etwas ganz Neues auszuprobieren.

Gleichwohl als anerkanntes Therapieverfahren für approbierte Ärzte und Psychotherapeuten im deutschsprachigen Raum zugelassen, hat sich die moderne Hypnosetherapie in ihrer Praxeologie immer an der Kreativität orientiert und es sich zur Maxime gemacht, neue Ideen zu jedem einzelnen Fall zu entwickeln und sich niemals – weder theoretisch, noch praktisch – dogmatisch einengen zu lassen!

An den Therapeuten

Fragen Sie sich selbst immer wieder, wie Ihr eigenes Befinden ist, und ob vielleicht wieder einmal eine Supervision angebracht wäre: Wie ist mein eigener Anspruch an mich? Welche Herausforderung bietet gerade dieser Patient? Weicht mein Therapieziel von dem meines Klienten ab? Bin ich in sein System geraten? Habe ich blinde Flecken?

Arbeite ich mit dem Klienten heute eher prozessorientiert, inhaltsorientiert oder lösungsorientiert?

Ich zitiere Milton Erickson (2004): »... wenn ich irgendwelche Zweifel habe, ob ich in der Lage bin, die wichtigen Dinge zu erkennen – wenn sich eine entscheidende Frage bei einem Patienten ergeben hat, und ich will keine einzige Spur übersehen, dann gehe ich in Trance ...«

Ich glaube, dass wir Menschen alle die gleichen drei *grundsätzlichen psychologischen Bedürfnisse* haben:

- – erstens, geliebt, respektiert und umsorgt zu werden,
- – zweitens, zu verstehen, was in unserem Leben passiert und
- – drittens, ein Gefühl der Kontrolle über unser Leben zu haben.

Dieser Glaube soll sich im positiven Sinne durch Respekt, Anerkennung und Wertschätzung meinen Mitmenschen gegenüber auswirken, ob außerhalb oder innerhalb meiner Praxis.

Wenn ich als Arzt oder Therapeut zudem eine optimistische, Hoffnung stiftende Ausstrahlung habe und auch auf mich selbst schaue, dann vertrauen sich die Patienten mir gerne an.

Als wichtigster unspezifischer Wirkfaktor ist die therapeutische Beziehung »das Medikament« schlechthin, deshalb stecke ich gerne Zeit und Energie in diese therapeutische Allianz, um letztlich meinen Patienten dabei zu helfen, sich ihr Leben wieder zu eigen zu machen.

Heilung geschieht dadurch, dass ich als Therapeut Bedingungen für einen Prozess der Selbstorganisation der Heilung herstelle!

2. Grundlagen der Methodik

2.1 Ein aufklärendes erstes Gespräch

»Angst darf man schon haben,
nur fürchten muss man sich nicht!«

Was für eine Erleichterung für unsere Klienten, wenn sie die Erlaubnis bekommen, Angst haben zu dürfen. *Angstpatienten werten sich selbst in der Regel ab und haben kein Verständnis für ihr Symptom.* Es ist für sie sehr überraschend, dass wir als Therapeuten mit diesem Symptom verständnisvoll umgehen.

Das Ziel der ersten Begegnung ist es, Hoffnung auf- und Hilflosigkeit abzubauen!

Als Arzt oder Therapeut sammle ich die für eine adäquate Einschätzung der individuellen Situation erforderlichen Informationen mithilfe eines Gesprächs oder offener klinischer Interviews. Bei diesem Gespräch geht es auch darum, das Zusammenwirken verschiedener Problembereiche zu verstehen. Hinter dem Symptom stehen individuelle, oft existenzielle Fragen. Und es ist ja auch für mich als Therapeut so viel interessanter, die gesellschaftlichen und individuellen Dimensionen, die hinter der Angst liegen, zu berücksichtigen, als ausschließlich am Symptom selbst zu arbeiten. Den Behandlungswunsch zu hinterfragen, sich über Transzendenz und existenzielle Fragen wie Schuld und Scham auszutauschen, über Zusammenhänge von Angst und Bewegung, von Angst und Kreativität zu reden, das macht die Arbeit erst richtig interessant. Hüther (2005) macht darauf aufmerksam, dass Angst immer dann auftritt, wenn die planierten Lebenswege zur Lösung eines neu entstehenden Lebensproblems nicht mehr ausreichen, wenn Krisen entstehen, wenn aber auch die Angst zum Wegweiser für Trampelpfade wird, die neue Bewältigungen ermöglichen. Er weist darauf hin, dass das Umgestalten ein biologischer Vorgang ist, der Zeit braucht.

In der ruhigen, sicheren Atmosphäre unserer Praxis ist es leicht, mit den Betroffenen sachlich und nüchtern über die Flugangst zu plaudern. Sonst im Leben erfolgreich und kompetent, erleben sie »es« aber meist als beschämend: Etwas nicht unter Kontrolle zu haben.

Überaus hilfreich im Aufbau einer positiven Erwartungshaltung ist es dann für unsere Patientinnen, wenn man folgende *drei Botschaften* vermittelt:

- Erstens haben sehr viele Menschen Angst – sie sind nicht der oder die Einzige.
- Zweitens kennen wir Ärzte und Therapeuten das Symptom sehr gut.
- Drittens kann man ihnen dabei sehr gut helfen.

Oberste Prämisse ist es, Hoffnung und Sicherheit zu vermitteln!

Ich erkläre dann gerne das biopsychosoziale Angstmodell: Kleine alltägliche oder größere Stressoren senken unsere Schwelle für Angstanfälle, und kleine alltägliche oder größere Freuden heben diese Angstschwelle. So finden wir gemeinsam im Gespräch heraus, wo Handlungsbedarf besteht. Oft sind es vermeintliche Banalitäten, die zur Besserung beitragen, wie endlich den schon so lange geplanten Urlaub anzutreten.

Dann unterhalten wir uns darüber, was der Körper im *Angstanfall* so *Nützliches* macht:

Dass der Gesamtorganismus sich aus evolutionären Gründen in Gefahrensituationen darauf einstellt, entweder

- zu kämpfen,
- zu fliehen oder
- sich tot zu stellen.

Und dass sich dafür der Organismus anfüllt mit Adrenalin (Herzrasen), alle Energie in die Muskeln pumpt (Zittern), auf die Gefahrenquelle fokussiert (Tunnelblick), die jetzt nicht benötigte Verdauung abstellt (Mundtrockenheit und Durchfall), die Haut aufs Abkühlen vorbereitet (Schweißausbruch) und das Weite suchen möchte (»Ich steige aus!«).

Dass all das in der heutigen Zeit aber für einen Passagier im Flugzeug eben nicht adäquat ist, dafür hatte die genetische Anpassung noch zu wenig Zeit.

Humor ist hier angebracht und entlastend, aber Vorsicht: Menschen mit Flugangst schämen sich meist sehr für ihre Angst und sind sehr empfindlich, wenn sie den Eindruck haben, dass man sich über sie lustig macht!

Stress spielt eine große Rolle. Man hat heutzutage im Beruf oft den Zeitdruck im Nacken, hetzt durch den Alltag, kommt in letzter Minute zum Flieger und muss dort plötzlich ganz ruhig sitzen. In dieser Situation kommen alle Empfindungen hoch, die man unter Stress hat, die man aber im Alltag nicht bemerkt, weil man in ständiger Aktion ist. Ein Flugzeug ist deshalb ein idealer Nährboden für Ängste. Diese Menschen entwickeln dann plötzlich – für sie aus heiterem Himmel – eine Flugangst, weil sie im Flugzeug ganz stark ihre körperlichen Empfindungen wahrnehmen, diese aber falsch interpretieren. Das Herzrasen, die Anspannung, der Schweißausbruch – all diese Symptome können sie sich nicht erklären und bringen sie deshalb automatisch mit der Flugsituation in Verbindung. Tatsächlich aber waren all diese Symptome schon vorher vorhanden, sie haben sie nur nicht wahrgenommen.

Natürlich frage ich am Beginn der Therapie auch, was der Klient denn bisher schon alles gegen die Angst unternommen hat und mit welchem Erfolg, und welche eigenen Theorien er entwickelt hat.

Ein aufklärendes erstes Gespräch kann vielleicht auch am Telefon, wie es Manfred Prior sehr gut in seinem Buch *Beratung und Therapie optimal vorbereiten* (2006) darstellt, stattfinden.

2.2 Die erste »echte« Therapiestunde

Das Gespräch vor der Hypnose liefert den Nährboden für die Intervention. Es bereitet schon suggestiv das innere System des Patienten für die Hypnose vor und dient der

1. – Exploration und der Anamnese,
2. – Aufklärung über Hypnose,
3. – Darstellung des hypnotherapeutischen Konzepts,
4. – Bildung von Rapport,
5. – Würdigung des Symptoms (Angst hat einen Grund),
6. – Reduktion der Angst,
7. – Einweisung in Hypnose mit einer Tranceinduktion zum sicheren Ort,
8. – Erklärung einer einfachen Selbsthypnosetechnik als Hausaufgabe
9. – und vor allem der *Formulierung des Therapieziels*.

Ein »smartes« Therapieziel entwickeln

SMART: Das Wort SMART ist ein Akronym für fünf Kriterien, die Zielformulierungen erfüllen sollten:

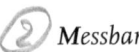 *Spezifisch oder sinnesspezifisch*
Die Zielformulierung ist sinnlich konkret und auf einen genauen Kontext bezogen (»Ich werde ganz entspannt nächste Woche auf meinem Flugzeugsitz Platz nehmen ...«).

Messbar
Die Formulierung erhält ein überprüfbares, sinnlich konkretes Kriterium für ihre Erfüllung. Was muss jemand sehen, hören, fühlen, um zu wissen, dass das Ziel erreicht wurde. Dazu sollte ein Ziel positiv formuliert sein, d. h., es sollten Negationen wie »Ich möchte mich nicht mehr ängstigen!« oder Vergleiche wie »Ich will besser sein als XY!« vermieden werden. Besser ist es, man sagt klar, was man will (»Ich will nächste Woche nach XY fliegen!«)!

Attraktiv
Die Zielerreichung muss für die Person, die das Ziel erreichen will, attraktiv und anstrebenswert sein (»Welche Freude, wenn ich voller Stolz in XY ankommen werde ...«).

Realistisch
Das Ziel ist so formuliert, dass nur solche Verhaltensweisen zu seinem Erreichen erforderlich sind, die die Person, die das Ziel erreichen will, selbst ausführen kann und will (»Auch wenn ich noch ein wenig nervös sein werde, werde ich es schaffen ...«).

Terminiert
Das Ziel braucht ein Datum, zu dem es erreicht sein wird (»In drei Wochen werde ich fliegen!«).

Unter dem therapeutischen Ziel verstehe ich demnach ein konkretes, sinnlich wahrnehmbares und erwünschtes Ergebnis.
Bevor die Arbeit richtig losgeht, und auch immer wieder während der Therapie, soll die Frage beantwortet werden:
»Was genau ist das Ziel?«

Die Ziele des Patienten sind typischerweise am Anfang nach dem Motto formuliert: Ganz oder gar nicht, 0 oder 100 %, schwarz oder weiß, »Entweder es klappt, oder ich werde nie wieder fliegen!«

Mit der Zeit wird der gelungene Therapieprozess dynamischer, und Ziele dürfen modifiziert werden. *Zwischentöne rücken in den Fokus der Möglichkeiten:* Es genügt vollends und ist durchaus akzeptabel, dass der Patient in Zukunft nervös auf seine Flüge geht! (Er muss nach erfolgreicher Therapie ja nicht gleich Pilot werden wollen!)

Wichtig: *Das Ziel wird positiv formuliert, steht unter eigener Kontrolle und ist spezifisch im Kontext.*

Wir müssen die übliche Haltung der »*Weg-von-Wünsche*« (»Nehmen Sie mir meine Angst!«) umwandeln in »*Hin-zu-Wünsche*«, also genauere eigene Vorstellungen eines aktiv geforderten Patienten (»Ich werde ganz entspannt auf meinem Flugzeugsitz Platz nehmen und möchte mich in aller Ruhe im Flieger umsehen und die Sonne über den Wolken genießen ...«).

Nochmals: *Definieren Sie ein genaues Therapieziel!* Die Therapieforschung zeigt immer wieder, dass sich gelungene Therapien an ganz konkreten Zielen fokussiert haben.

Vielleicht haben Sie schon einmal ein Fahrsicherheitstraining (wie sie der ADAC oder der ÖAMTC anbieten) absolviert und können sich erinnern: Eine der wichtigsten Lektionen ist, dass man sich in einer brenzligen Situation immer auf den Weg, auf die Lücke, die aus dieser Situation herausführt, konzentrieren soll, auch wenn sie noch so klein erscheinen mag (und nur ja nicht auf den Unfall oder die Gefahr), denn dann fährt man ganz automatisch in die richtige Richtung.

Ohne klare Zielsetzung schwimmt die Therapie, und es ist für die Ausrichtung der Therapie (ziel- und lösungsorientiert, prozessorientiert oder ursachenorientiert) ein riesiger Unterschied, ob Ihr Klient nur einen bevorstehenden Flug bewältigen möchte oder ob er der Ursache einer vielleicht lebenslang bestehenden Angstsymptomatik auf den Grund gehen möchte.

Und der Klient muss auch nicht gleich zum begeisterten Flieger werden! Es ist wichtig zu vermitteln, dass es *viel individuellen Raum gibt zwischen 0 und 100 %* und dass es für einen Flug ausreicht, die Kontrolle über seine Gefühle zu haben.

Kriterien für die Wohlgeformtheit eines Ziels

Um die Chance auf Verwirklichung zu erhöhen, wurden verschiedene »*Kriterien für die Wohlgeformtheit*« eines Ziels entwickelt. Wenn Sie diese

Kriterien anwenden, werden aus Wünschen oder Träumen konkrete, realistische Ziele.

Fragen Sie deshalb:

1. »*Was genau möchten Sie statt der Symptome erreichen?*«
2. »*Woran werden Sie merken, dass Sie Ihr Ziel erreicht haben?*« (»*Lösungsphysiologie*«)
3. »*Wie werden Sie es körperlich spüren? Wann? Wo? Mit wem?*«
4. »*Wie reagiert Ihre Umgebung darauf?*«
5. »*Könnte es sein, dass Sie (zu) perfektionistisch sind – also Ihr Anspruch an sich selber ein (zu) hoher ist?*«
6. »*Haben Sie sich zu viel aufgehalst?*« – »*Wie viel arbeiten Sie täglich?*«
7. »*Was tut Ihrem Organismus gut?*«

8. Fragen Sie auch nach Ausnahmen und Unterschieden: »*Hatten Sie schon einmal keine Angst beim Fliegen oder vielleicht weniger Angst?*«

9. Und machen Sie einen »Ökonomie-Check«: »*Ist es die Mühe wert? Was geben Sie auf? Stimmen Sie den Konsequenzen zu?*«

10. Und fragen Sie nach schon vorhandenen Ressourcen: »*Wo sind Ihre Kompetenzen?*«

    »*Wo nutzen Sie sonst Ihre Kompetenzen?*«

    »*Welche weiteren Ressourcen werden noch gebraucht?*«

11. Und erstellen Sie einen realistischen Zeitrahmen: »*Wie lange geben Sie sich dafür Zeit?*«

    »*Was ist der erste Schritt in die richtige Richtung?*«

12. Denken Sie daran, dass das angebotene Symptom ein eventuell dahinter liegendes Thema verbirgt, und fragen Sie:

    »*Stellen Sie sich vor, die Flugangst ist verschwunden und Sie können wieder ganz sicher und entspannt auf einen Flug gehen – wäre es dann erledigt, weswegen Sie zur Therapie kommen?*«

Lassen Sie den Patienten eine imaginäre Skulptur im Raum (»Ich setze (!) mir das Ziel ...«) von sich und dem Therapieziel erschaffen. So bekommen Sie und der Klient eine gute Vorstellung davon, wie groß (vielleicht zu groß) und wo im Raum das Ziel ist im Vergleich zur eigenen Person!

Je nachdem, welches Ziel mein Patient formuliert, richte ich meine therapeutische Strategie aus: entweder lösungsorientiert (Kap. 3) zu arbeiten oder hypnoanalytisch (Kap. 5) vorzugehen.

Immer arbeite ich prozessorientiert, und *jede Therapiestunde* enthält:

 – ichstärkende Übungen zum Verfügbarmachen innerer Ressourcen,

 – verhaltensmedizinische Interventionen wie das systematische Desensibilisieren,

 – Aufbau von Ressourcen,

 – Wecken von Selbstheilungskräften und

 – Erweiterung der Ich-Kompetenz.

 Bitte diskutieren Sie mit Ihren Klienten auf jeden Fall die flugtechnischen Fragen und Antworten in Kapitel 7 des Buches, denn schon allein diese Informationen geben einem ein sichereres Gefühl und entlasten Sie bei Ihrer therapeutischen Arbeit.

Zehn förderliche Vorannahmen

»Im Hinterkopf« habe ich zehn förderliche Vorannahmen, die die Ziele und die Arbeit effektiver und effizienter machen:

1. Jedes (auch unerwünschte) Verhalten wird durch eine positive Absicht motiviert.
2. Für jedes Verhalten gibt es einen Kontext, in dem es sinnvoll sein kann.
3. Der Patient hat alle Ressourcen für die gewünschte Verhaltensänderung in sich.
4. Wenn etwas nicht funktioniert, tue etwas anderes.
5. Je mehr Wahlmöglichkeiten, desto besser.
6. Kommunikation geschieht immer über mehrere Sinneskanäle.

7. Das Unbewusste ist mächtiger als der bewusste Verstand.
8. Es gibt keine Probleme, sondern nur Entwicklungsmöglichkeiten.
9. Alles kann erreicht werden, wenn die Aufgabe in ausreichend kleine Stücke aufgeteilt wird.
10. Widerstand beim Klienten bedeutet mangelnde Flexibilität des Therapeuten.

Fünf Störfaktoren auf Patientenseite

Es gibt fünf Störfaktoren auf Patientenseite, auf die wir achten müssen, denn diese sind potenziell sabotierend und für das Erreichen der Therapieziele mehr oder weniger kontraproduktiv:

1. negative Erwartungshaltung
2. negative Glaubenssätze und Loyalitäten
3. Selbstvorwürfe
4. Fremdvorwürfe
5. spontane Altersregression (inneres Schrumpfen)

Akzeptieren Sie die immer mal wiederkehrenden Zweifel Ihres Klienten und bieten Sie sich selbst wahlweise je nach geographischer Lage metaphorisch gesprochen als »*Bergführer*« (bietet sich in Österreich an) oder »*Schiffskapitän*« zur Gestaltung einer tragfähigen therapeutischen Beziehung an:

Bei gutem Wetter kommt natürlich jeder Laie auch alleine zurecht.

Beim Sturm allerdings vertraut man sich besser bedingungslos dem erfahrenen Spezialisten an!

3. Interventionen für das vorrangige Ziel des Patienten, einen bevorstehenden Flug zu bewältigen

3.1 Wichtige Begriffe und zwei gute Übungen

Rapport – Pacing – Leading

Mit *Rapport* (»im Gleichklang mit einer anderen Person sein«) bezeichnet man ein gutes Einvernehmen oder eine gute Atmosphäre zwischen Therapeut und Patient. Er entsteht spontan durch Sympathie, über gemeinsame Vorlieben, ähnliche Erfahrungen, gleiche Hobbys, Interessen oder ähnliche Lebensstile.

Rapport liefert das Fundament für jede gelungene Kommunikation und kann auch bewusst hergestellt werden – durch Pacing:

Pacing (»im gleichen Schritt mit jemanden mitgehen«) bedeutet, sich feinfühlig an bestimmte Verhaltensweisen einer anderen Person anzupassen: durch *Spiegeln*, d. h. körperliches Sich-Anpassen an Körperhaltung, Gestik, Mimik, und durch *Matching*, d. h. Sich-Angleichen an Sprachstil, Sprechtempo, Rhythmus und Tonlage.

Häufig spricht man auch davon, »jemanden da abzuholen, wo er sich gerade befindet«, was von ihm normalerweise als Wertschätzung und Interesse erlebt wird.

Leading bedeutet, jemanden auf der Basis von Rapport und im Sinne des Win-win-Prinzips zu einem bestimmten Ziel hinzuführen.

Vorraussetzungen dafür sind Empathie und persönliche Flexibilität.

Generelle Zustände oder *States*

Unsere Angstpatienten befinden sich in einem Zustand, der als blockiert, gestresst oder unangenehm empfunden wird.

Ziel unserer Arbeit muss es sein, einen *Ressourcenzustand* erlebbar zu machen: In einem Ressourcenzustand zu sein bedeutet, dass alle persönlichen Fähigkeiten und positiven Energien zugänglich und verfügbar sind, was mit einem kraftvollen und freudigen Gefühl einhergeht. Man fühlt sich reich an Ressourcen.

Für die klinische Hypnose ist der Aspekt besonders wichtig, dass jemand im Ressourcenzustand mehr Wahlmöglichkeiten besitzt, weil er Zugang zu inneren und äußeren Ressourcen hat. Deshalb geht es bei vielen Hypnosetechniken um das Finden von Ressourcen und deren assoziiertes Wiedererleben, die dann als Gegengewicht zu den Angstzuständen »geankert« werden.

Unter *Ressource* wird alles verstanden, was geeignet ist, zum Erreichen eines gewünschten Ziels beizutragen, beispielsweise auch Humor.

Anker heißt ein Reiz (Stimulus, Auslöser, Trigger), der bei einem Menschen eine ganz bestimmte, immer gleiche Reaktion bewirkt.

Beispiele: Erinnerungsträchtige Musikstücke, Urlaubsfotos, Düfte.

Anker setzen bedeutet die bewusste Verknüpfung eines externen Reizes mit einer bestehenden Erfahrung. Zum Ankern können alle *Sinneskanäle* genutzt werden *(Bilder – **visuell**, Geräusche – **auditiv**, Bewegungsempfindung – **kinästhetisch**, Gerüche – **olfaktorisch**, Geschmack – **gustatorisch** = VAKOG)*.

Grundsätzlich erfolgt das Ankern in folgenden Schritten:

1. intensive *assoziierte* Erinnerung an eine Erfahrung
2. kurz vor dem Höhepunkt Anker setzen
3. Ablenken: den inneren Zustand verändern
4. Test: den Anker erneut auslösen

Übung für die Praxis: »Kollabierende Anker« in leichter Trance bei einem Patienten, der automatisch im Moment des Anschnallens im Flugzeugsitz Unwohlsein verspürt.

Leiten Sie den Patienten (nach einer allgemeinen Induktion einer leichten Trance) an:

»... da gibt es also diese unangenehme Situation ... wo Sie sich in diesem Zustand des Unwohlseins befinden ... dann möchte ich Sie bitten, sich noch einmal an eine Situation zu erinnern, wo das so war ... gut, haben Sie eine? ... und wenn Sie nun dieses Unwohlsein in eine Ihrer beiden Hände legen sollten, welche würde sich dazu eignen?

O. K., und nun suchen Sie bitte eine Situation für das genaue Gegenteil davon, wo ganz klar ist, dass in dieser Situation dieser Zustand niemals möglich wäre ... wo sicher ist, dass Sie sich bestimmt ganz wohlfühlen ... gut, haben Sie eine? ... und dann können Sie das in die andere Hand tun ...

Wenn Sie nun die beiden Hände vergleichen ... gibt es einen Unterschied ... ist die eine schwerer oder wärmer? Und welche Formen fallen Ihnen zu jeder Hand ein? Und welche Farben? ... und nun möchte ich Sie zu einer völlig neuen Erfahrung einladen ... und Sie können neugierig sein, was gleich geschehen wird ...

Und da beide Hände zu dem gleichen Körper gehören, gibt es eine natürliche Anziehungskraft zwischen ihnen ... einfach zulassen, dass die Hände beginnen, sich aufeinander zu zu bewegen ... können Sie diesen Sog spüren ... magnetisch angezogen ... so beginnen sie, wie von selbst, sich aufeinander zu zu bewegen ... und es einfach geschehen lassen ... so als wäre ein gespanntes Gummiband zwischen den Händen befestigt ... und Ihr Unbewusstes kann für Sie diese Erfahrung integrieren ... und zu Ihrer vollen Zufriedenheit neue Möglichkeiten für Sie entwickeln ... sodass Sie vielleicht überrascht sein werden, wenn Sie irgendwann in der nächsten Zeit bemerken, dass Sie den ersten Zustand überhaupt nicht mehr brauchen ... wie geht es Ihnen jetzt, wenn Sie an diese Situation denken? ... und was passiert, wenn Sie sich vorstellen, das Problem wird in der Zukunft gelöst sein? ... und wenn es für Sie die richtige Zeit ist, können Sie wieder ganz hierher zurückkommen ... und die Augen wieder aufmachen ...«

In hypnotischer Trance werden grundsätzlich zwei Erlebnisweisen unterschieden: assoziiert und dissoziiert.

Assoziiert sein bedeutet, voll im eigenen Erleben zu sein, d. h., Situationen mit allen Sinnen und Gefühlen (wieder) zu erleben, oder sich in einer Weise zu erinnern und zu sprechen, als wäre man gerade mitten in der vergangenen Situation. Man sieht alles so, wie man es aus seinen eigenen Augen damals beobachten konnte, man hört mit eigenen Ohren, fühlt und lebt die Gefühle.

Dissoziiert sein bedeutet, Beobachter des eigenen Erlebens und der eigenen Handlungen zu sein. Man sieht sich von außen, hört die eigene Stimme von außen und ist gefühlsmäßig neutral oder unbeteiligt: Man hat Abstand zum Geschehen.

Übung: »Das Lernen am Modell«

Verhalten kann man verändern, generieren oder einfach übernehmen. Ein ersehntes Verhalten, beispielsweise »Coolness« beim Fliegen, kann modelliert werden: von einer lebenden Person, von einer Figur aus einem Buch oder Film, von sich selbst – ein Verhalten, das schon einmal da war, aber momentan nicht verfügbar ist, oder das man sich für die Zukunft wünscht –, von einer selbst ausgedachten Person, die sich so verhalten würde, wie man es selbst gern täte.

Anleitung:

Zuerst wird das neue Selbstbild dissoziiert wahrgenommen:

Der Patient setzt sich an die Stelle des Modells in der gleichen Szene und beobachtet sich dabei von außen, d. h., er sieht, hört und erlebt sich selbst von außen mit dem neuen Verhalten handelnd.

»Nimm das Modell aus dem Bild, aber lasse die Energie in dem Bild, und stelle dich selbst an die Stelle! Was passt noch nicht? Was muss geändert werden? Was ist noch unklar?«

(An schwierigen Stellen aus der Situation rausgehen, das Vorbild untersuchen und dann anpassen: Körperbewegung, Mimik, Gesten, Stimmlage, Sprechgeschwindigkeit, Altersunterschied, Kleidung, beteiligte Personen etc.)

Dann wird das neue Selbstbild assoziiert erlebt:

Der Patient schlüpft nun in seine neue Haut, d. h., er erlebt sich selbst assoziiert mit dem neuen Verhalten, also mit dem, was vorher das angepasste Modell (Selbstbild dissoziiert) getan, gesagt und vermutlich gefühlt hat.

»Stimmt das neue Verhalten schon? Soll noch etwas verändert werden?«

(Zwischen den einzelnen Schritten wird so lange hin und her gesprungen, bis alles stimmig ist. Wenn dann alles stimmig erscheint, noch einmal das Modell betrachten und ganz genau beobachten, ob alles Wesentliche wirklich übereinstimmt.)

Klären Sie, ob der Patient das neue Verhalten mit allen möglichen Folgen will, wenn nicht:

Verhalten anpassen.

Zum Schluss erlebt der Patient sich selbst, assoziiert mit dem neuen Verhalten in einer zukünftigen Situation – mit der neuen Mimik, Gestik, Stimme, Auftreten – als ganz »cooler« Fluggast!

Rollentausch in Trance

»Gestalttherapeutisch« kann man so mit Ich-Zuständen arbeiten, dass man den Patienten je nach Ich-Zustand verschiedene Plätze im Therapieraum anbietet.

Konkret kann der Patient im Behandlungsraum auf einem Platz Patient sein, auf einem anderen aber Experte seines Problems und von dieser Perspektive aus seinen Teil zur Lösung des Problems beitragen – denn wer sonst, wenn nicht der Patient selbst, kennt ihn am besten?

Fragen Sie den Klienten:

»Wenn Sie mein Therapeut wären: Was muss ich mir vorstellen, um das Problem auch zu bekommen? Wie muss ich hören und denken, um das Problem zu bekommen? Wie muss ich fühlen, um in gleicher Weise wie Sie das Problem zu produzieren?«

Diese Intervention ist besonders hilfreich, wenn der Prozess festzustecken scheint.

Dann tausche ich einmal den Platz und lasse den Klienten auf meinem Sessel Platz nehmen und mir von ihm, nun »dem Experten«, raten, was ich, nun »der Patient«, denn tun könnte, um die Sache wieder in Gang zu bekommen.

Meistens mit überraschend erfrischenden neuen Ideen!

3.2 Therapeutische Kommunikationsweisen

> «Problem talk creates problems,
> solution talk creates solutions!«
> Steve de Shazer

In diesem Kapitel geht es um lösungsorientierte, hypnosystemische, ressourcenorientierte und prozessorientierte Kommunikation mit dem Patienten.

In meiner verhaltensmedizinischen Praxis verknüpfe ich viele hypnotherapeutische Interventionen auf dem Fundament lösungsorientierter (de Shazer 1992), hypnosystemischer (Schmidt 2004), ressourcenorientierter und prozessorientierter Ansätze, die ich hier kurz vorstellen bzw. in Erinnerung rufen möchte.

Der lösungsorientierte Ansatz

Dieser Ansatz ist eine spezielle Art der Therapie, die von den Psychotherapeuten Steve de Shazer und Insoo Kim Berg 1982 erstmals vorgestellt wurde. Diese Ausrichtung geht von dem Standpunkt aus, dass es hilfreicher ist, sich auf:

- Wünsche
- Ziele
- Ressourcen
- Ausnahmen vom Problem

zu konzentrieren anstatt auf Probleme und deren Entstehung. Lösungsfokussierung bedeutet, die »positiven Unterschiede« zu erkennen und zu verstärken. Also das, was jetzt bereits und in Zukunft besser funktioniert und passt.

Wesentliche Elemente der »Lösungsfokussierten Kurztherapie« entstammen der Kommunikationsforschung, dem NLP (Neurolinguistisches Programmieren), den »Sprachspielen« von Wittgenstein, der Systemtheorie und Selbstorganisation, der Kybernetik zweiter Ordnung, dem Konstruktivismus und der Hypnotherapie Milton H. Ericksons.

Gestützt wird diese Therapieform durch aktuelle Forschungsergebnisse der Hirnforschung, insbesondere das Konzept der Neuroplastizität: Diese besagt, dass das Gehirn seine Struktur und seine damit zusammenhängende Funktion laufend verändert und der neu gemachten Erfahrung anpasst. So besteht Lernen in der Verstärkung ausgewählter synaptischer Verbindungen zwischen Neuronen im Gehirn. Die Erkenntnisse der Neuroplastizität zeigen, dass Lernen und Verhaltensänderungen durch die Verstärkung synaptischer Verbindungen zwischen Neuronen auf Basis gemachter Erfahrungen zustande kommen.

Die lösungsfokussierte Kurztherapie unterstützt das, indem sie den Klienten Erfahrungen ermöglicht, die in die Richtung der Therapieziele der Klienten weisen.

Das Neue am lösungsfokussierten Ansatz ist das Bekenntnis zur »Einfachheit«: Um in komplexen Situationen und Systemen erfolgreich zu sein, ist es nicht immer hilfreich, sie modellieren und verstehen zu wollen – hilfreicher ist es oft, unvoreingenommen zu beobachten, was alles wie gewünscht funktioniert, um in kleinen Schritten mehr davon zu tun.

Lösungsfokussierung geht davon aus, dass:

1. – positive Veränderungen in komplexen Situationen auf Basis kleiner Schritte geschehen,
2. – für diese Schritte nur wenige Informationen über das, was bisher schon etwas besser funktionierte, genügen,
3. – bei Analysen nicht die Frage »Wie ist es – wie kam es dazu?«, sondern die Frage »Was macht den Unterschied zwischen besser und schlechter aus?« ins Zentrum rückt,
4. – anstelle des »theoretisch umfassend Verstehenwollens« das konkrete Handeln in kleinen Schritten tritt und
5. – von allen Beteiligten angenommen wird, dass sie an positiven Veränderungen interessiert sind.

Die *drei Grundprinzipien* der Lösungsfokussierung:

1. – Repariere nicht, was nicht kaputt ist.
2. – Finde heraus, was gut funktioniert und passt, und mache mehr davon.
3. – Wenn etwas trotz vieler Anstrengungen nicht gut genug funktioniert und passt, dann höre damit auf und versuche etwas anderes.

Die *sechs Merksätze zur lösungsfokussierten »Einfachheit«*:

1. – Lösungen statt Probleme: Nicht das Problemverständnis vertiefen, sondern erkunden, wie es ist, wenn es besser ist.
2. – Interaktion statt isolierter Individualität: Unser Verhalten entwickelt sich in der Interaktion mit anderen. In der lösungsfokussierten Arbeit wird nicht über Meinungen, Glaubenssätze oder Werte diskutiert, sondern über beobachtbares Handeln.
3. – Beachte und nutze das, was da ist – nicht das Fehlende: Nicht die Lücke zwischen »Ist« und »Soll« ermitteln, sondern das, was – wenn auch nur selten – heute bereits etwas besser ist.
4. – Die Chancen im Gestern, Heute und Morgen sehen: Chancen in der Zukunft und im Heute zu überlegen ist ein vertrauter Gedanke. Eher unüblich ist es, auch im »Gestern« bewusst das zu erkunden, was sich früher bereits als Chance zeigte – um auch das zu nutzen.

– Einfache Sprache: Statt langer, komplizierter, abstrakter und beeindruckend klingender Worte einfache Alltagsworte benutzen.

 – Jede Situation als speziell ansehen – keine schlecht passende allgemeine Theorie darüber stülpen: Offen und neugierig sich jedes Mal von Neuem positiv überraschen lassen.

Die zentrale Voraussetzung jeder Therapie ist die Erwartung, dass sich etwas verändern und verbessern kann. Lösungsfokussierte Therapie erwartet, dass Veränderungsprozesse unvermeidbar sind und sich fortwährend ereignen.

Die Methode unterscheidet sich von anderen Vorgehensweisen durch die Überzeugung des Therapeuten, dass bereits eine kleine Veränderung im Verhalten eines einzigen Menschen erhebliche und weitreichende Veränderungen aller übrigen Beteiligten nach sich ziehen kann.

Sie konzentriert sich auf die Ausnahmen eines Problems, jene Momente, in denen kleine Veränderungen in der Stabilität eines Problemzustands auftreten. Der Ausbau einer schon vorhandenen Veränderung, so klein sie auch immer sein mag, wird als wichtiger betrachtet, als darüber nachzudenken, wie sich falsches Verhalten korrigieren oder verändern lässt.

Die Erforschung des spontanen oder willkürlichen minimalen Auftretens des erwünschten Zielzustands steht im Mittelpunkt der Interventionen. Lösungsfokussierte Beratung bedeutet: Die Lösung steht im Brennpunkt.

Das Verfahren zeichnet sich durch das Bemühen aus, persönliche und soziale Fähigkeiten einer Person deutlich zu machen und gemeinsam Lösungen zu konstruieren, d. h. Alternativen zu dysfunktionalen Gedanken-, Gefühls- und Handlungsmustern zu finden. Wer Angst vor dem Fliegen hat, registriert jedes Flugzeugunglück und findet damit seine Angst bestätigt. Wenn Menschen mit Flugangst auf tatsächliche Unfälle fokussieren, dann rationalisieren sie ihre Angst. Sie wollen ihr einen Grund geben und sich damit bestätigen, dass sie angemessen ist. Sie wollen ihrer Angst den Anschein des Sinnvollen geben. Was sie dabei nicht registrieren wollen: Ihre Argumente lassen sich auch auf jede andere Situation anwenden. Unfälle passieren sehr viel häufiger im Straßenverkehr oder im Haushalt. Trotzdem fahren sie weiter Auto, trotzdem steigen sie auf Leitern. Letztendlich wissen wir aber alle, dass das Leben ein Risiko ist.

Der hypnosystemische Ansatz

Grundsätze in der Arbeit mit dem hypnosystemischen Ansatz sind:

- Jedes menschliche Erleben ist verstehbar als Fokussierung von Aufmerksamkeit. Die Fokussierungen auf der unwillkürlichen unbewussten Ebene laufen in der Regel schneller, effektiver, ökonomischer und präziser ab.
- Die gewünschten Lösungsressourcen sind in der Regel bereits vorhanden, aber eben nicht im Fokus der Aufmerksamkeit:
- Energy flows, where attention goes.
- Wichtiger als die Frage nach dem »Warum« ist die Frage nach dem »Wie« und dem »Wohin«.
- Probleme sind verstehbar als selbst induzierte Bewusstseinszustände – und damit das Ergebnis von Wahrnehmung und Bedeutungszuschreibung.
- Trance ist ein Mittel zum Zweck und kein Selbstzweck und sollte immer zieldienlich eingesetzt werden.
- Wer ein Problem hat, hat eine Lösung!

Der ressourcenorientierte Ansatz

Ressourcenorientierung meint eine Grundhaltung, die sich nicht an Defiziten, sondern an den *Stärken und Kompetenzen der Menschen* orientiert.

Lösungsfokussiertes und ressourcenorientiertes Arbeiten hat zum Ziel, mit den Klienten gemeinsam Perspektiven zu entwickeln, die sie ermutigen, möglichst selbst gefundene Schritte in Richtung ihrer angestrebten Ziele zu gehen. Lösungsfokussierte Kommunikation (LFK) verzichtet weitgehend auf Diagnosestellungen, die sich an Defiziten eines Individuums ausrichten, d. h., sie ist gerade nicht kausal orientiert.

In der Kurztherapie werden die vorgetragenen Probleme, Konflikte, Störungen usw. nicht vertieft exploriert, sondern die beim Klienten vorhandenen Kompetenzen und Ressourcen in den Fokus genommen und alle Möglichkeiten ihrer aktiven Nutzung ausgeschöpft, um möglichst direkt eine Problemlösung zu erzielen.

Kurztherapie kann auch deswegen kurz sein, weil sie von der Annahme ausgeht, dass innerhalb der Beratungszeit nur Anregungen, Anstöße für die eigentlichen Entwicklungs- und Veränderungsprozesse gegeben werden, die im konkreten Alltag des Klienten umgesetzt bzw. vollzogen werden müssen. Nach de Shazer (1992) ist Kürze kein angestrebtes Ziel, sondern eine logische Folge der lösungsfokussierten Intervention. Kurztherapie bedeutet jedoch nicht, dass der Berater schnell vorgehen soll, sondern dass er sich an den individuellen Bedürfnissen der Klienten orientiert.

Kurztherapie begründet sich nach de Shazer (1989) auf der Systemtheorie. Die Allgemeine Systemtheorie will exakt dies sein: allgemein. Sie gilt als anwendbar auf jedes System, unabhängig von der jeweils spezifischen Natur der beteiligten Elemente und der zwischen ihnen bestehenden Beziehungen.

Steve de Shazer hat gesagt: »If something works, do more of it and if something doesn't work, do something else" (De Shazer 1992). Klienten sollen also eingeladen werden, mehr von dem zu tun, was in Richtung ihrer Ziele weist. Dadurch machen ihre neuronalen »Lösungsnetzwerke« Erfahrungen, die zu ihrer Verstärkung führen, und die »Problemnetzwerke« verkümmern und verlieren an Einfluss.

Die durchschnittliche Anzahl der Sitzungen liegt zwischen vier und sieben. Die zeitlichen Intervalle zwischen den Sitzungen werden jeweils ausgehandelt und können wenige Tage oder mehrere Monate betragen.

Der prozessorientierte Ansatz

Die Arbeit mit dem Patienten ist auch prozessorientiert:

Schritt für Schritt durchläuft der Patient innere Prozesse hin zum Gesunden.

Das Tempo bestimmt dabei vor allem das Unbewusste des Patienten, wobei ich in seinem Interesse vor allem auf *drei Fragen* achte:

1. Macht sich der Patient klar, was er wirklich möchte?
2. Ist er wirklich ganz aufmerksam und nimmt er alles wahr, was um ihn herum und mit ihm passiert?
3. Hat er die Flexibilität, das, was er tut, so lange zu verändern, bis er das bekommt, was er will?

Zusammengefasst möchte ich als eigene Prämisse erfolgreicher Arbeitsweise die gelungene Kommunikation und Kooperation mittels moderner klinischer Hypnose definieren.

Diese Kommunikation ist verstehbar als systematisches Arbeiten mit unwillkürlichen und unbewussten Prozessen im Patienten mit dem Ziel, diese so zu beeinflussen, dass die Gestaltungsfähigkeiten des Patienten in Richtung gewünschter Erlebnisweisen erhöht werden.

So, jetzt aber genug *Basics* und auf in die Praxis!

3.3 Die therapeutische Praxis

Allgemeine ichstärkende Maßnahmen für den Klienten

Mit der Optimierung folgender Alltagssituationen lässt sich viel erreichen und vorbeugen, denn wir wissen, dass die meisten Patienten ihre ersten Panikattacken nach einer Periode großer Belastung erleben.

Diese Belastung ist meist die Summe aus vielen Details:

Oft genug stellt sich heraus, dass unsere Patienten zu wenig auf sich schauen, und üblicherweise ist es im momentanen Leben unserer Flugangstpatienten mit der Balance so eine Sache:

Ein Zuwenig an Sport, Schlaf, Entspannung, Freude an den kleinen Dingen, befriedigender Sexualität, Urlaub, schönen Erlebnissen usw. steht einem Zuviel an Stress, Streit, Problemen, Krankheiten usw. gegenüber.

Da wird am Vorabend des Flugs noch bis spät in die Nacht gearbeitet, zu viel Wein und Kaffee getrunken, es werden unzählige Zigaretten geraucht, zu üppig gegessen, mit dem Partner gestritten, der Schreibtisch quillt über, Freunde wurden vernachlässigt, die Jahreskarte im Fitnessclub vor drei Monaten schon weggelegt, und der letzte gemütliche Spaziergang oder eine flotte Wanderung ist schon viel zu lange her.

Anleitung: Stresspegel senken

»Bitte denken und fühlen Sie sich einmal in folgende Wortinhalte hinein:

Den Stresspegel kann ich einige Tage vor dem Flug schon senken, indem ich weniger Termine annehme, schwierige Termine auf die Zeit nach dem Flug verlege, für ausreichend Schlaf sorge, mich gesund und mäßig ernähre, Alkohol, Kaffee und Zucker meide, Bewegung an der frischen Luft mache – weiß nicht jeder Wanderer aus Erfahrung seit jeher, dass man beim Gehen Probleme lösen kann, indem man sich in das Problem vertieft und dabei ganz von selbst neue Lösungen findet?

Könnte ich nicht wieder einmal ein Fotoalbum zur Hand nehmen und mich an wohltuende Szenarien meines Lebens erinnern?

In meiner Vorstellung an Orte meines Wohlbefindens gehen, an denen ich mich ausgeglichen, entspannt, sicher und humorvoll gefühlt habe?

Worüber habe ich das letzte Mal so richtig herzhaft gelacht und durfte so richtig kindisch sein?

Was könnte ich noch tun?

Zeit mit meiner Familie und meinen Freunden verbringen?

Kuscheln mit der und dem Liebsten?

Und vor allem meditieren oder Selbsthypnose machen?

Dabei gehe ich vielleicht in Gedanken an einen sicheren, friedlichen Ort und kann dabei den eleganten Flug der Vögel bewundern, die sich ganz sicher durch die Lüfte bewegen!

Außerdem weiß ich doch, dass gute Gesellschaft ein Wohlfühlfaktor per se ist. Also, welche Person meines Vertrauens werde ich vielleicht auf die nächste Flugreise mitnehmen?«

Der Patient kann sein Symptom nur dann hinter sich lassen, wenn er sich stark genug fühlt. Zu dieser Stärke müssen wir ihn befähigen, und dazu gehören sowohl körperliches Wohlbefinden als auch seelische Ausgeglichenheit!

Metaphern und Geschichten

Metaphern sind ein wunderbares Mittel, um mit dem Unbewussten zu kommunizieren. Eine therapeutische Metapher ist eine Geschichte, die Aufmerksamkeit erregt und einen neuen Rahmen bietet, durch den der Klient eine neue Erfahrung erleben kann (Lankton a. Lankton 1986). Sie säen im Unbewussten des Klienten *neue, heilende Möglichkeiten.* Es sind Geschichten, die Zuversicht und Hoffnung auf Heilung enthalten und neuen Optimismus stimulieren.

Literarisch Begabte unter meinen Kollegen (z. B. Cordula Leddin) können sich hier so richtig kreativ ausleben, um sich maßgeschneiderte Geschichten auszudenken, die den bewussten Widerstand gegen positive Erfahrungen im Patienten umgehen.

Thematisch bieten sich beispielsweise an:

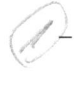 – Die Löwen-Geschichte (Trenkle 2005): Diese alte afghanische Geschichte vom jungen Löwen, der sich nach anfänglichem Zögern doch traut, den »anderen Löwen« vom Seeufer zu verjagen (der in Wirklichkeit sein Spiegelbild darstellt), indem er aus dem See trinkt, eignet sich durch die Identifikation mit der positiven Figur des jungen Löwen besonders gut als metaphorische Vorbereitung zur In-vivo-Exposition.
– Die wechselnden Jahreszeiten
– Die Metamorphose einer hässlichen Raupe zum wunderschönen Schmetterling
– Der Lauf eines Flusses von der Quelle in den Bergen bis zur Mündung ins Meer
– Warum auch nicht den Patienten selbst befragen, was ihm am besten zusagt?

Weniger Fantasiebegabte finden wunderbare Sammlungen entsprechender Geschichten z. B. in den Büchern von Agnes Kaiser Rekkas (2005, 2007a, 2007b), Martin Bökmann (2008) oder Daniel Wilk (2005).

Fallbeispiel: Egon
Egon war ein 58-jähriger Lehrer, der seit dem Tod seiner Lebenspartnerin vor zwei Jahren keine rechte Freude mehr am Leben hatte. Vor allem vermisste er das gemeinsame Skifahren im Winter und die Fernreisen, die er zusammen mit ihr in den großen Ferien unternommen hatte. In meine Praxis brachte ihn seine zuvor nicht gekannte Flugangst, die er immer wieder bei dem Gedanken an die bevorstehende Studienreise mit seinen Lehrerkollegen bekam.

Im Gespräch stellte sich heraus, dass hinter der Flugangst sein schlechtes Gewissen steckte: Er fühlte sich so, als würde er seine verstorbene Lebenspartnerin betrügen, wenn er nun alleine eine Reise genießen und dabei die schönen Erinnerungen an sie womöglich vergessen würde.

In einer sehr berührenden Hypnosesitzung konnte er sich selbst in Trance vergewissern, dass er die gemeinsame Zeit niemals vergessen würde, und den Konflikt so innerlich auflösen.

Ohne Probleme trat er den Flug wenig später an.

Hier die Abschrift der Lösungstrance:

»Mache es dir bequem ... so bequem wie möglich ... schließe deine Augen und konzentriere dich nun einmal auf deinen Körper ... und auf meine Stimme ... nichts anderes ist wichtig ... nur das Hier und Jetzt ... deine Arme und Hände sind schwer ... oder leicht ... ganz schwer ... oder leicht ... deine Schultern sind schwer ... oder leicht ... ganz schwer ... oder leicht ... deine Füße und Beine sind schwer ... oder leicht ... ganz schwer ... oder leicht ... dein ganzer Körper ist schwer ... oder leicht ... völlig entspannt ... ruhig ... völlig ruhig ... nichts ist wichtig ... nur das Hier und Jetzt ... völlig entspannt ... völlig ruhig ... einfach geschehen lassen ... stell dir einen milden ... klaren Wintermorgen vor ... in der Nacht hat es geschneit ... und Felder und Bäume ... sind mit einer zarten Schicht reinen ... weißen Schnees bedeckt ... die Berge ganz weiß ... es ist noch früh am Morgen ... die Sonne lässt ganz langsam ihre ersten wärmenden Strahlen über die verschneite Gegend scheinen ... du stehst auf einem schneebedeckten Feld ... in der Ferne ist ein Wald zu sehen ... hohe ... starke Bäume ... vom Schnee weiß gefärbt ... stehen dort ... du kannst spüren ... dort ist das Ziel deiner heutigen Reise ... gehe nun langsam los ... Schritt für Schritt durch den Schnee ... und während du langsam und entspannt weiterläufst ... atmest du die klare ... frische Luft dieses wunderschönen Wintermorgens ... spüre deinen Atem ... es geschieht ganz automatisch ... spüre wie die frische ... milde Luft deine Lungen füllt ... Schritt für Schritt ... Atemzug für Atemzug ... und mit jedem Schritt ... mit jedem Atemzug gehst du noch tiefer in die Entspannung ... wirst ruhig ... völlig ruhig ... Schritt für Schritt ... Atemzug für Atemzug ... immer tiefer in die Entspannung ... du näherst dich jetzt langsam dem Wald mit seinen starken ... von reinem ... weißen ... Schnee bedeckten Bäumen ... völlig entspannt ... völlig ruhig ... Schritt für Schritt ... Atemzug für Atemzug ... durch den unberührten ... weißen Schnee ... nichts Wichtiges ist zu hören außer dem Geräusch deiner Schritte im weichen ... unberührten Schnee ... vor dir siehst du jetzt zwischen den Bäumen einen Weg ... er führt auf eine Lichtung ... einen großen freien Platz ... in der Mitte des Waldes ... schützend umgeben von den hohen ... starken Bäumen ... gehe dorthin ... in die Mitte des freien Platzes ... kein Geräusch ist jetzt zu hören ... nur dein eigener Atem ...

der die milde ... frische Luft in deinen Körper zieht ... du bist nun in der Mitte des Platzes angekommen ... eine Lichtung ... verborgen und geschützt ... umgeben von hohen ... starken Bäumen ... schau dich um ... und spüre die Geborgenheit und die Ruhe dieses Orts ... hier kannst du in völliger Ruhe ... und Geborgenheit deine Gedanken fließen lassen ... dich erinnern an Vergangenes ... während du völlig ruhig und entspannt bist ...

geschützt und geborgen an diesem Ort ... kannst du dich erinnern ... wenn du es möchtest ... schaue zurück ... lass deine Gedanken fließen ...

völlig ruhig und entspannt ... geschützt ... und geborgen an diesem Ort ...

erinnere dich an Vergangenes ... gehe zurück in der Zeit ...

so weit wie du es möchtest ... lass es einfach zu ...

eine Reise in deine Vergangenheit ... wie ein Film ...

während dein Körper völlig ruhig und entspannt ist ... lässt du deine Gedanken ... deine Erinnerungen fließen ... lässt es einfach zu ...

von den Erinnerungen ... die dir besonders wichtig ... besonders wertvoll sind ... mache ein Bild ... präge es dir gut ein ... damit du diese Bilder ... diese besonders wichtigen und wertvollen Erinnerungen später immer wieder betrachten kannst ... jederzeit ... an jedem Ort ... wie eine Bildersammlung ... dein persönliches Bilderalbum ... was dir wichtig ist ... was dir besonders wertvoll ist ... mit wem du da bist ...

lass deine Gedanken ... deine Erinnerungen ... noch eine Weile fließen ... zurück in der Zeit ... so wie du es möchtest ... in aller Ruhe ... wie ein Film ... völlig entspannt ... hier in diesem geschützten Raum ... in völliger Geborgenheit ... und während deine Gedanken noch vorüberziehen ... spürst du die wärmenden Strahlen ... der aufgehenden Sonne auf deinem Körper ... hinter den schneebedeckten Bäumen steigt die Sonne immer höher ... und ein wunderbarer Sonnenaufgang färbt den Himmel ... in allen Farben des Regenbogens ... ein neuer Tag bricht an ... und deine Reise geht nun zu Ende ... deine Bilder ... die du gesehen hast ... werden dich in deinen Erinnerungen immer begleiten ... aber welche dir besonders wichtig ... oder wertvoll erscheinen ... dir auf deinem weiteren Lebensweg helfen ... und dich immer begleiten werden ... entscheidest nur du ...

ein neuer Tag liegt vor dir ... und wenn du so weit bist ... beende diese Reise in die Vergangenheit ... nimm mit ... was dir besonders wertvoll oder wichtig ist ... was dir hilft auf deinem weiteren Weg ... und in der Zeit ... die für dich angenehm ... und angemessen ist ... kannst du ganz klar ... und frisch ... und voller Freude ... wieder ins Hier und Jetzt zurückkehren ...«

Egon konnte mit dieser einzigen, individualisierten, auf sein persönliches Thema zugeschnittenen Trance geholfen werden. So konnte sich im Inneren auf subtile Weise ein Lebenskapitel schließen und er sich für eine freie Zukunft öffnen – und so ohne schlechtes Gewissen auf eine Flugreise gehen.

Achtsamkeitsübungen

Achtsamkeit ist das eigentliche *Ziel vieler Meditationsübungen*, früher vor allem im Buddhismus (die sogenannte Vipassana-Meditation ist über 2500 Jahre alt), aber auch aller modernen nicht ideologisch geprägten Meditationsformen. Es ist die nach innen gerichtete Aufmerksamkeit auf den Körper, die Gedanken und die Gefühle.

Durch sie können wir die Ursachen der Angst im eigenen Ich erkennen und lösen. Ängste vermitteln immer eine Botschaft. Es ist wichtig, diese Botschaft zu verstehen und aus ihr die richtigen Konsequenzen zu ziehen.

Die Bedeutung dieser Methode wird gerade zunehmend von zahlreichen Psychotherapieschulen erkannt und findet vermehrt Eingang in deren Curricula. Achtsamkeit ist deshalb so wichtig, weil sie dem Patienten hilft, sich selbst und das Problem von außen zu betrachten.

Aus der *Beobachterrolle* oder *Metaposition* hat man mehr *Kontrolle über das Geschehen*, und man kann es auch benennen, wie beispielsweise: *»Eigentlich geht es bei meiner Flugangst um Unsicherheit. Denn ich möchte meinen Partner nicht zu Hause lassen. Wenn ich aber nicht fliegen kann, darf ich zu Hause bleiben. Also hat die Angst eigentlich was Gutes an sich.«*

Damit wird das Muster unterbrochen, und es kommt zum *Reframing* der Angst, d. h. zu einer Neubewertung in einem anderen Kontext. So verliert die Angst nicht nur ihre negative Bedeutung, sondern kann sogar einen tieferen Sinn erhalten und darüber hinaus zu einer Ressource werden *(»Ich werde in Zukunft mehr Zeit mit meinen Lieben verbringen!«)*.

Eine wunderbare Methode, um ganz allgemein die Anspannung und Nervosität zu reduzieren, sind sogenannte Achtsamkeitsübungen (Kabat-Zinn 2005), wie das »achtsame Spazierengehen« oder das »achtsame Essen«.

Anleitung: Achtsamkeit

»Richten Sie Ihre Aufmerksamkeit auf alles, was sich gerade jetzt, in diesem Moment, so tut. Achten Sie auf Ihre eigene Bewegung, auf das Gehen, und auf das, was Sie sehen, riechen und hören können.

Achten Sie dabei gleichzeitig auf Ihre Atmung, und beobachten Sie, wie sich Ihre Atmung verändert, wenn Sie schneller oder langsamer gehen, und versuchen Sie einmal, wirklich achtsam zu essen:

Dabei essen Sie beispielsweise eine Rosine, und nehmen sich dafür wirklich viel Zeit. Halten Sie sie in Ihren Fingern, fühlen Sie das verschrumpelte Äußere, riechen Sie den Duft, bewundern Sie die dunkelbraune Haut. Überlegen Sie sich einmal in aller Stille ihre lange Reise vom Weingarten bis auf Ihren Teller. Dann kauen Sie sie ganz lange, und richten Sie Ihre Aufmerksamkeit auf den fruchtigen, süßen Geschmack.«

Leicht zu merken und gut geeignet zur Instruktion einer Übung in Achtsamkeit ist die Selbsthypnose-Induktionsmethode nach Betty Erickson (der Ehefrau von Milton Erickson), die auf der Rückmeldung sinnesspezifischer Reize basiert.

Anleitung:

Ich setze mich dem Patienten gegenüber und mache diese Übung vor, indem ich laut spreche:

»Ich setze mich entspannt hin und mache es mir bequem, dann atme ich dreimal tief ein ... und wieder aus ... ein ... und aus ... ein ... und aus ...«

Nun formuliere ich drei Sätze im visuellen Repräsentationssystem.

»Ich sehe einen bestimmten Punkt am Boden ... ich sehe das Muster auf dem Holzboden ... ich sehe das Bild an der Wand ...«

Nun formuliere ich drei Sätze im auditiven Repräsentationssystem.

»Ich höre die Geräusche von der Straße ... ich höre die Vögel zwitschern ... ich höre meine Mitarbeiter in der Praxis ...«

Nun formuliere ich drei Sätze im kinästhetischen Repräsentationssystem.

»Ich spüre meinen Rücken an der Lehne ... ich spüre meinen Atem ... ich spüre den Fußboden unter meinen Füßen ...«

Nach den 3 mal 3 Aussagen kommen im selben Rhythmus 2 mal 3 und abschließend je eine Aussage aus dem visuellen, auditiven und kinästhetischen Bereich.

Eine weitere gute Übung zur Achtsamkeit und gleichzeitig eine schöne Tranceinduktion ist die Übung »Body-Scanner« (Kabat-Zinn, 2006):

Anleitung zur Übung »Body-Scanner«:
»Stellen Sie sich vor, wie ein Scanner über den Körper fährt ... vom Scheitel bis zur Sohle ... ganz langsam und ruhig ... er fängt am Scheitel an ... dabei registriert er alles ganz achtsam ... wo ist es kühl ... warm ... eng ... weit ... angespannt ... entspannt ... welche Farben ... welche Formen des Körpers ... der Scanner macht alles ganz von alleine ... fährt an einem hinunter ... er tastet das Gesicht ab ... womit es sich gleichzeitig entspannt ... erst noch die Stirn ... dann die Augen ... bis sie ganz entspannt in ihren Augenhöhlen liegen ... wie zwei schöne klare Seen ... sanft über die Wangen ... ganz glatt und entspannt ... die Nasenpartie ... die Mundpartie ... die Kehle ... die Halsmuskeln ... der Nacken ganz gelöst ... tiefer und tiefer hinunter und dabei ganz achtsam alles wahrnehmen ... die Schultern ... die Brust ... die Oberarme ... die Ellenbogen ... die Unterarme ... die Handwurzeln ... die Hände ... den Bauchraum ... das Becken ... das Gesäß ... die Oberschenkel ... die Hüften ... die Beine ... die Oberschenkel ... die Knie ... die Unterschenkel ... die Knöchel ... die Füße ... die Zehen ... die Fußsohlen ... alle Verspannungen lösen sich ...«

Anleitung: Eine kurze Achtsamkeitsübung (nicht nur) für Kinder
»Setze dich gemütlich hin und höre gut zu, was ich dir erzählen werde. Ich möchte dir eine Reihe von Fragen stellen. Obwohl jede Frage entweder mit Ja oder Nein beantwortet werden könnte, ist es nicht erforderlich, dass du ›Ja‹ oder ›Nein‹ aussprichst oder auch nur in Gedanken bejahst oder verneinst. Deine eigene spezielle Reaktion auf die Frage stellt bereits die Antwort auf die Frage dar. Das wird

im Verlauf unserer Übung ganz deutlich werden. Denke nur daran, auf meine Fragen zu hören, und wundere dich nicht, wenn dir einige davon etwas ungewöhnlich vorkommen. Lass nur einfach auf jede Frage die entsprechende Reaktion zu. Dabei spielt es gar keine Rolle, wie du reagierst – es ist immer recht so. Falsch oder richtig gibt es nämlich hierbei nicht.«

5 Sekunden Pause

»Ist es dir möglich, deine Augen zu schließen?«

5 Sekunden Pause

»Wenn sie jetzt noch nicht geschlossen sind, dann mache sie nun bitte zu.«

5 Sekunden Pause

»Kannst du dir den Zwischenraum zwischen deinen Augen vorstellen?«

5 Sekunden Pause

»Kannst du dir den Zwischenraum zwischen deinen Ohren vorstellen?«

5 Sekunden Pause

»Kannst du dir bewusst machen, wie nahe dein Atem an den Augenhintergrund gelangt, wenn du Luft holst?«

5 Sekunden Pause

»Kannst du dir vorstellen, dass du dir etwas anschaust, das sehr weit entfernt ist?«

5 Sekunden Pause

»Kannst du bewusst spüren, wo deine Arme deinen Körper berühren?«

5 Sekunden Pause

»Kannst du den Boden unter deinen Füßen fühlen?«

5 Sekunden Pause

»Kannst du dir im Geiste eine schöne Blume vorstellen, die vor dir schwebt?«

5 Sekunden Pause

»Kannst du dir dein Mundinneres bewusst machen?«

5 Sekunden Pause

»Und ist es dir möglich, dir die Lage deiner Zunge im Mund deutlich zu machen?«

5 Sekunden Pause

»Kannst du auch den leisesten Hauch gegen deine Wange fühlen?«

5 Sekunden Pause

»Ist es dir möglich wahrzunehmen, dass ein Arm entspannter ist als der andere?«

5 Sekunden Pause

»Kannst du irgendwelche Veränderung in deiner Körpertemperatur feststellen?«

5 Sekunden Pause

»Kannst du dich wie eine Stoffpuppe fühlen?«

5 Sekunden Pause

»Kannst du dir vorstellen, dass du wie auf einer Wolke schwebst?«

5 Sekunden Pause

»Oder fühlst du dich dafür viel zu schwer?«

5 Sekunden Pause

»Kannst du dir noch einmal vorstellen, dass du etwas weit Entferntes anschaust?«

5 Sekunden Pause

»Kannst du fühlen, wie dein Gesicht ganz weich wird?«

5 Sekunden Pause

»Bist du in der Lage, jetzt deine Augen zu öffnen?«

5 Sekunden Pause

»Und wenn du sie jetzt noch nicht geöffnet hast, mache sie nun auf, recke und strecke dich.«

Und hier noch eine weitere kleine Achtsamkeitsübung

»Wenn Ihr Blick über diese Worte gleitet, und über dieses und auch das Nächste, und Sie die Struktur der Buchstaben wahrnehmen und das betrachten, was hier so geschrieben steht, so nehmen Sie entweder

jetzt oder in einigen Momenten wahr, wie es sich anfühlt, auf dem Stuhl zu sitzen, und Sie spüren, wie der Stuhl Sie trägt, und während Sie da sitzen, spüren Sie die Wärme Ihrer Hände, dort, wo sie jetzt ruhen, und Sie fühlen, wie Sie sich zunehmend wohler fühlen, und Sie können jetzt sofort beginnen, sich ganz zu entspannen und innerlich noch wohler zu fühlen und dabei wahrzunehmen, wie Ihr Bauch sich beim Atmen bewegt und er sich jedes mal hebt und wieder senkt, und wie der Brustkorb sich wölbt, und das ist ein Zeichen dafür, dass Sie sich noch leichter und fröhlicher fühlen, und wenn das mit Ihnen passiert, dann werden Ihre Gedanken freier strömen, und weil das die Voraussetzung für kreative Prozesse ist, werden viele neue Dinge entstehen, und wenn Sie diese Worte lesen, dann wird der Prozess des Loslassens noch rascher ablaufen, und wenn Sie das Gefühl Ihrer Hände wahrnehmen, so beginnen Sie, das wachsende Gefühl von Sicherheit zu genießen, dass das, was Sie vorhaben, gut gelingen wird ...«

Das »richtige« Atmen und gute Atemübungen

Die richtige, bewusste, entspannende Atmung ist erstaunlicherweise oft »Neuland« für unsere Patienten und wird als äußerst hilfreich und stärkend erfahren.

Als Tranceinduktionsmethode und allgemeine Entspannungsmethode gleichermaßen geeignet, ist sie in meiner Praxis fixer Therapiebestandteil der Angstbehandlung.

Ich stelle hier zwei Methoden vor: zuerst eine Tranceinduktion, dann eine relaxierende Atemübung.

Anleitung: Tranceinduktion

Dabei pacen Sie zuerst im Atemrhythmus des Patienten, und dann leiten Sie an, indem Sie immer langsamer und leiser sprechen und die Ausatmungsphase verlängern:

»Wir fangen an mit einem langen, tiefen Atemzug ... und Sie können ihn anhalten, solange Sie wollen ... und wenn Sie den Atem lange genug angehalten haben, dann können Sie mit einem Seufzer der Erleichterung wieder ausatmen ... und dabei fühlen ... und spüren ... wie Sie eintauchen ... in dieses angenehme Gefühl der Entspannung ... und dabei immer auf das Ausatmen achten ... und dabei können

Sie mit einem guten Gefühl der Erleichterung ... mit einem großen Seufzer der Erleichterung ... ausatmen ... und dabei merken ... wie gut es sich anfühlt ... an nichts denken zu müssen ... alles geschieht ganz von selbst ... und mit jedem Ausatmen alles loswerden ... was nicht mehr gebraucht wird ... sodass Platz gemacht wird für das nächste Einatmen ... und dabei alles einatmen ... was gut tut ... hilfreich ist ... und heilsam ... und ausatmen ... was Sie nicht brauchen ... und Ruhe einatmen ... und ausatmen ... was nur belastend ist ... und Stille einatmen ... und Ballast ausatmen ... und Wohlbefinden einatmen ... und Sorgen ausatmen ... und Stärke einatmen ... und Lasten ausatmen ... und Mut einatmen ...«

Anleitung: Atemübung

Hier geht es vor allem darum, die Bauchatmung zu erlernen, denn diese aktiviert den Parasympathikus, also den bestimmten Teil des vegetativen Nervensystems, der den Herzschlag verlangsamt.

Durch das Beruhigen des Herz-Kreislauf-Systems entspannt der ganze Körper:

Ein entspannter Organismus kann nicht gleichzeitig Angst haben!

»Dafür eine Hand auf den Bauch legen, die andere Hand auf die Brust. Durch die Nase einatmen und durch den Mund ausatmen und dabei die Lippen als ›Bremse‹ benutzen. Spüren, wie die Luft durch die Nase in die Lunge strömt.

Es wird nur in den Bauch geatmet, nicht in die Brust. Spüren, wie sich die Hand auf dem Bauch hebt. Die Hand auf der Brust bleibt ganz ruhig. Der aktive Teil der Atmung ist die Ausatmung. Auf die Ausatmung konzentrieren. Kurz und zügig einatmen und sofort übergehen in eine langsame und entspannende Ausatmung, das bedeutet ein Drittel Einatmung und zwei Drittel Ausatmung.

Eine Atempause wird nur nach dem Ausatmen gemacht. Die Atempause ist ein wichtiger Teil des Atemzyklus. Mit zunehmender Übung wird die Atempause immer länger.

Spüren, wie alles angenehm und ruhig geht, ganz von selbst, wenn Sie ruhiger atmen. Alles andere wird ganz unwichtig.«

Wenn anfangs das gründliche Ausatmen nicht gleich gelingt, empfiehlt es sich, nach der Atempause noch kurz ein weiteres Mal auszuatmen, bevor wieder eingeatmet wird. Ungefähr 7–8 Atemzüge pro Minute, gezählt wird in der Atempause. Eine Atemtrainingseinheit dauert ungefähr drei Minuten, das sind 24–25 Atemzüge: In der ersten Minute wird meist bemerkt, dass der Bauch verspannt und der Rhythmus unharmonisch ist (1.–7. Atemzug). In der zweiten Minute wird meist ein regelmäßiger Atemrhythmus erreicht (8.–15. Atemzug). Spätestens in der dritten Minute kann dann eine Entspannung und damit ein Nachlassen von Angst und Stress auch subjektiv registriert werden (ca. ab dem 16. Atemzug).

Diese Übungen sollten unbedingt auch zu Hause und im Alltag so oft wie möglich durchgeführt werden, damit die richtige Atmung beim Fliegen routiniert ablaufen kann.

Körperentspannungsübungen

Körperlich erfahrbare Entspannung zur Regelung der übersteigerten physiologischen Reaktionen ist eine Grundvoraussetzung der Angstbehandlung, denn sie gibt dem Patienten das Gefühl der *Selbstwirksamkeit* zurück. Diese wiederum erhöht die *Resilienz* und bringt den Patienten heraus aus der Opferrolle in die Handlungsposition.

Konventionelle Standardverfahren wie das autogene Training (AT) oder die progressive Muskelentspannung (PM, Anleitung ab S. 61) sind zeitaufwendig, während die Hypnoseinduktion von Entspannung bereits von der ersten Sitzung an wirksam ist. Wichtig ist das Ziel, in der angstauslösenden Situation die Kontrolle über den Körper zurückzugewinnen. Meiner Meinung nach eignet sich das autogene Training hier auch deshalb nicht gut, weil die Aufmerksamkeit u. a. auf die Herzaktion gelenkt wird, was durchaus eine akute Angstattacke auslösen kann, da schnelle und heftige Herzsensationen oft fehlinterpretiert werden.

Besser geeignet für das Üben in der therapeutischen Praxis und als Anleitung für zu Hause sind – weil »handfest« und überall anwendbar (auch im Flugzeugsitz) – Kurzformen der Muskelentspannung, durch die es gleichzeitig emotional zu Zuständen der Ausgeglichenheit, Ruhe und Erholung kommt.

Anleitung: Körperentspannung

»Zuerst schwer in den (imaginierten Flugzeug-) Sitz einsinken lassen, das eigene Gewicht ganz bewusst spüren, mit dem Sitz verschmelzen, eine Einheit werden, ganz entspannt alle Muskeln hängen lassen, die Hände auf den Oberschenkeln ablegen, richtig in sich selbst fallen lassen, dabei durch die Nase einatmen und durch den Mund ausatmen, auf die Atmung konzentrieren, dann die Muskeln ganz fest anspannen, so fest es geht, den Atem anhalten, langsam bis 5 zählen und dann gleichzeitig mit einem langen Ausatmen die Muskeln wieder entspannen, dabei sich selbst eine Affirmation vorsagen, wie etwa: ›Ich bin ganz entspannt und lasse los.‹ Dann die Wärme und die Ruhe genießen und beobachten, wie es ganz von alleine besser wird.«

Die folgenden Übungen sollten mehrmals gemeinsam in der Praxis geübt und wiederholt werden, sie sind zur besseren Erinnerung mit einem einprägsamen Titel versehen worden:

Anleitung:

Quasimodo

»Die Schultern hochziehen. Spannung in Schultern und Nacken halten, dann loslassen.«

Gorilla

»Die Fäuste ballen und vor der angespannten Brust gegeneinander drücken, so fest wie möglich, dann loslassen.«

Katzenbuckel

»Arme vor dem Körper verschränken. Alle Körperpartien anspannen, einen Katzenbuckel machen, dabei das Kinn möglichst weit zur Brust senken, ganz fest anspannen, dann loslassen.«

Wutfaust

»Während der übrige Körper entspannt bleibt, die rechte und linke Hand abwechselnd in der Hosentasche kurz zur Faust ballen, so fest es geht, dann loslassen.«

Diese Übungen sollten unbedingt auch zu Hause, in der Bahn, auf dem Bürosessel und wo auch immer es möglich ist, durchgeführt werden, damit sie im Flugzeugsitz routiniert ablaufen.

Spätestens wenn ich mit meinen Patienten solche Übungen mache, spreche ich sie auch auf den *allgemein wohltuenden Effekt körperlicher Betätigung* an. Da die meisten Klienten sowieso im Dauerzustand schlechten Gewissens ob ihrer Unsportlichkeit leben, gebe ich mich mit *realistischen Zielen* zufrieden:

Spaziergehen, Treppensteigen, Fahrradfahren, das schafft fast jeder. Wunderbar für Geist und Körper und für jeden geeignet sind Wanderungen in der Natur und Baden im warmen Wasser.

Falls Sie und Ihr Patient sich mehr Zeit dazu nehmen können und wollen:

Progressive Muskelentspannung nach Jacobson

Bei der progressiven Muskelentspannung (auch: progressive Muskelrelaxation, PMR, oder progressive Relaxation, PR, oder Tiefenmuskelentspannung) nach Edmund Jacobson handelt es sich um ein Verfahren, bei dem durch die willentliche und bewusste An- und Entspannung bestimmter Muskelgruppen ein Zustand tiefer Entspannung des ganzen Körpers erreicht wird. Dabei werden nacheinander die einzelnen Muskelpartien in einer bestimmten Reihenfolge zunächst angespannt, die Muskelentspannung wird kurz gehalten, und anschließend wird die Entspannung gelöst. Die Konzentration der Person wird dabei auf den Wechsel zwischen Anspannung und Entspannung gerichtet und auf die Empfindungen, die mit diesen unterschiedlichen Zuständen einhergehen. Ziel des Verfahrens ist eine Senkung der Muskelspannung unter das normale Niveau aufgrund einer verbesserten Körperwahrnehmung. Mit der Zeit lernt die Person, muskuläre Entspannung herbeizuführen, wann immer sie dies möchte. Zudem können durch die Entspannung der Muskulatur auch andere Zeichen körperlicher Unruhe oder Erregung reduziert werden, wie beispielsweise Herzklopfen, Schwitzen oder Zittern. Darüber hinaus kann man Muskelverspannungen aufspüren und lockern und somit Schmerzzustände lindern.

Anleitung: Progressive Muskelentspannung nach Jacobson

Rechte Hand und rechter Unterarm

»Schließe die Augen. Als Erstes gehst du nun mit deinen Gedanken in die rechte Hand und den rechten Unterarm ... mach gleich die

rechte Hand zur Faust ... jetzt ... achte auf das Gefühl der Anspannung in der rechten Hand und im rechten Unterarm ... halte die Spannung noch einen Moment ... und entspanne wieder ... lass alle Spannung ganz heraus aus dem Unterarm, der Hand, bis in die Fingerspitzen hinein, mehr und mehr entspannen ... achte auf das Gefühl der Entspannung, beobachte den Unterschied zu vorher ... mehr und mehr entspannen, ganz locker lassen.«

Rechter Oberarm

»Gehe nun mit deinen Gedanken in den rechten Oberarm ... spanne den rechten Oberarm an ... jetzt ... achte auf das Gefühl der Anspannung im rechten Oberarm ... halte die Spannung noch einen Moment ... und entspanne wieder ... lass alle Spannung ganz heraus aus dem Oberarm, mehr und mehr entspannen ... achte auf das Gefühl der Entspannung, beobachte den Unterschied zu vorher ... mehr und mehr entspannen, ganz locker lassen.«

Linke Hand und linker Unterarm

»Gehe nun mit deinen Gedanken in die linke Hand und den linken Unterarm ... mache die linke Hand zur Faust ... jetzt ... achte auf das Gefühl der Anspannung in der linken Hand und im linken Unterarm ... halte die Spannung noch einen Moment ...und entspanne wieder ... lass alle Spannung ganz heraus aus dem Unterarm, der Hand, bis in die Fingerspitzen hinein, mehr und mehr entspannen ... achte auf das Gefühl der Entspannung, beobachte den Unterschied zu vorher ... mehr und mehr entspannen, ganz locker lassen.«

Linker Oberarm

»Gehe nun mit deinen Gedanken in den linken Oberarm ... spanne den linken Oberarm an ... jetzt ... achte auf das Gefühl der Anspannung im linken Oberarm ... halte die Spannung noch einen Moment ... und entspanne wieder ... lass alle Spannung ganz heraus aus dem Oberarm, mehr und mehr entspannen ... achte auf das Gefühl der Entspannung, beobachte den Unterschied zu vorher ... mehr und mehr entspannen, ganz locker lassen.«

Stirn

»Gehe nun mit deinen Gedanken in die Stirn ... spanne die Stirn an, zunächst in Längsfalten ... jetzt ... achte auf das Gefühl der Anspannung in der Stirn ... halte die Spannung noch einen Moment ... und entspanne wieder ... lass alle Spannung ganz heraus aus der Stirn, mehr und mehr entspannen ... achte auf das Gefühl der Entspannung, beobachte den Unterschied zu vorher ... mehr und mehr entspannen, ganz locker lassen ... spanne die Stirn jetzt erneut an, zieh sie dabei in Querfalten ... halte die Spannung einen Moment ... und lass wieder locker.«

Obere Wangenpartie und Nase

»Gehe nun mit deinen Gedanken in die obere Wangenpartie und Nase ... spanne die obere Wangenpartie und die Nase an, indem du die Nase hochziehst und die Augen zukneifst ... jetzt ... achte auf das Gefühl der Anspannung in der oberen Wangenpartie und der Nase ... halte die Spannung noch einen Moment ... und entspanne wieder ... lass alle Spannung ganz heraus aus der oberen Wangenpartie und der Nase, mehr und mehr entspannen ... achte auf das Gefühl der Entspannung, beobachte den Unterschied zu vorher ... mehr und mehr entspannen, ganz locker lassen.«

Untere Wangenpartie und Kiefer

»Gehe nun mit deinen Gedanken in die untere Wangenpartie und den Kiefer ... spanne die untere Wangenpartie und den Kiefer an, indem du die Zähne zusammenbeißt ... jetzt ... achte auf das Gefühl der Anspannung in der unteren Wangenpartie und im Kiefer ... halte die Spannung noch einen Moment ... und entspanne wieder ... lass alle Spannung ganz heraus aus der unteren Wangenpartie und dem Kiefer, mehr und mehr entspannen ... achte auf das Gefühl der Entspannung, beobachte den Unterschied zu vorher ... mehr und mehr entspannen, ganz locker lassen.«

Nacken und Hals

»Gehe nun mit deinen Gedanken in den Nacken und Hals ... spanne den Nacken und Hals an ... jetzt ... achte auf das Gefühl der Anspannung im Nacken und Hals ... halte die Spannung noch einen Moment ... und entspanne wieder ... lass alle Spannung ganz heraus aus dem Nacken und Hals, mehr und mehr entspannen ... achte auf das Gefühl der Entspannung, beobachte den Unterschied zu vorher ... mehr und mehr entspannen, ganz locker lassen.«

63

Brust, Schultern und obere Rückenpartie

»Gehe nun mit deinen Gedanken in Brust, Schultern und obere Rückenpartie ... spanne die Brust, die Schultern und die obere Rückenpartie an ... jetzt ... achte auf das Gefühl der Anspannung in Brust, Schultern und oberer Rückenpartie ... halte die Spannung noch einen Moment ... und entspanne wieder ... lass alle Spannung ganz heraus aus der Brust, den Schultern und der oberen Rückenpartie, mehr und mehr entspannen ... achte auf das Gefühl der Entspannung, beobachte den Unterschied zu vorher ... mehr und mehr entspannen, ganz locker lassen.«

Bauchmuskulatur

»Gehe nun mit deinen Gedanken in die Bauchmuskulatur ... spanne die Bauchmuskulatur an ... jetzt ... achte auf das Gefühl der Anspannung in der Bauchmuskulatur ... halte die Spannung noch einen Moment ... und entspanne wieder ... lass alle Spannung ganz heraus aus der Bauchmuskulatur, mehr und mehr entspannen ... achte auf das Gefühl der Entspannung, beobachte den Unterschied zu vorher ... mehr und mehr entspannen, ganz locker lassen.«

Rechter Oberschenkel

»Gehe nun mit deinen Gedanken in den rechten Oberschenkel ... spanne den rechten Oberschenkel an ... jetzt ... achte auf das Gefühl der Anspannung im rechten Oberschenkel ... halte die Spannung noch einen Moment ... und entspanne wieder ... lass alle Spannung ganz heraus aus dem rechten Oberschenkel, mehr und mehr entspannen ... achte auf das Gefühl der Entspannung, beobachte den Unterschied zu vorher ... mehr und mehr entspannen, ganz locker lassen.«

Rechter Unterschenkel

»Gehe nun mit deinen Gedanken in den rechten Unterschenkel ... spanne den rechten Unterschenkel an ... jetzt ... achte auf das Gefühl der Anspannung im rechten Unterschenkel ... halte die Spannung noch einen Moment ... und entspanne wieder ... lass alle Spannung ganz heraus aus dem rechten Unterschenkel, mehr und mehr entspannen ... achte auf das Gefühl der Entspannung, beobachte den Unterschied zu vorher ... mehr und mehr entspannen, ganz locker lassen.«

Rechter Fuß

»Gehe nun mit deinen Gedanken in den rechten Fuß ... spanne den rechten Fuß an ... jetzt ... achte auf das Gefühl der Anspannung im rechten Fuß ... halte die Spannung noch einen Moment ... und entspanne wieder ... lass alle Spannung ganz heraus aus dem rechten Fuß, mehr und mehr entspannen ... achte auf das Gefühl der Entspannung, beobachte den Unterschied zu vorher ... mehr und mehr entspannen, ganz locker lassen.«

Linker Oberschenkel

»Gehe nun mit deinen Gedanken in den linken Oberschenkel ... spanne den linken Oberschenkel an ... jetzt ... achte auf das Gefühl der Anspannung im linken Oberschenkel ... halte die Spannung noch einen Moment ... und entspanne wieder ... lass alle Spannung ganz heraus aus dem linken Oberschenkel, mehr und mehr entspannen ... achte auf das Gefühl der Entspannung, beobachte den Unterschied zu vorher ... mehr und mehr entspannen, ganz locker lassen.«

Linker Unterschenkel

»Gehe nun mit deinen Gedanken in den linken Unterschenkel ... spanne den linken Unterschenkel an ... jetzt ... achte auf das Gefühl der Anspannung im linken Unterschenkel ... halte die Spannung noch einen Moment ... und entspanne wieder ... lass alle Spannung ganz heraus aus dem linken Unterschenkel, mehr und mehr entspannen ... achte auf das Gefühl der Entspannung, beobachte den Unterschied zu vorher ... mehr und mehr entspannen, ganz locker lassen.«

Linker Fuß

»Gehe nun mit deinen Gedanken in den linken Fuß ... spanne den linken Fuß an ... jetzt ... achte auf das Gefühl der Anspannung im linken Fuß ... halte die Spannung noch einen Moment ... und entspanne wieder ... lass alle Spannung ganz heraus aus dem linken Fuß, mehr und mehr entspannen ... achte auf das Gefühl der Entspannung, beobachte den Unterschied zu vorher ... mehr und mehr entspannen, ganz locker lassen.«

»Versuche, deinen Körper noch eine Weile im Zustand der Entspannung zu belassen ... gehe in Gedanken noch einmal alle Muskelgruppen durch und prüfe, ob du noch irgendwo Anspannung verspürst ... und wenn ja – lass alle Spannung heraus, mehr und mehr entspannen, ganz locker lassen ... wenn du dich in diesem angenehmen Zustand der Entspannung befindest, versuche jedes Mal beim Einatmen das Wörtchen ›ganz‹ und beim Ausatmen das Wörtchen ›ruhig‹ zu denken ... lass dir Zeit bei der Rücknahme der Entspannung. Räkle dich langsam, und zähle zurück: Fünf ... vier ... drei ... zwei ... eins ... null – ich fühle mich wohl und erfrischt, ruhig und entspannt.«

Gedankenstopp, Umdeutungen und Affirmationen

> *Du musst in deinem Leben wenigstens einmal versuchen,*
> *deinen Traum zu verwirklichen!*

Negative Emotionen wie Angst werden oft von unseren Gedanken, Annahmen und Überzeugungen beeinflusst. *Wir reagieren eigentlich nicht auf die Dinge, die wir erleben, mit Angst, sondern in Wirklichkeit auf unsere Deutung dieser Ereignisse!* Unser Selbstbild und unser Weltbild beziehen sich auf die Gesamtheit aller Überzeugungen, die wir von uns und der Welt haben.

Wenn man sich einer schwierigen Situation gegenübersieht, erinnert man sich am besten an ähnliche Bewährungsproben, die man gemeistert hat, um entsprechende Erfolgsgefühle für die aktuelle Situation zu mobilisieren.

Fragen Sie den Klienten:

»*Was genau macht Ihnen Angst?*

Ist es die Angst vor einem Absturz?

Vor den vielen anderen Menschen die Nerven zu verlieren?

Die Kontrolle zu verlieren?

Die unbekannten Geräusche? Die Hektik am Flughafen?

Ihre eigenen Gedanken?

Was genau müssen Sie sehen, hören und spüren, damit bei Ihnen eine sofortige Angstreaktion ausgelöst wird?«

Und sagen Sie ihm ganz klar:

»*Wann immer solche Gedanken aufkommen: Stopp! Akzeptieren Sie diese Gedanken zuerst einmal, und dann stoppen Sie sie!*

||| Sagen Sie – notfalls innerlich – laut ›Stopp!‹

Sie sind mehr als Ihre Gedanken!

Tauschen Sie diese angsterzeugenden Gedanken aus!

Erinnern Sie sich an Situationen, in denen Sie sich geängstigt haben und die Sie erfolgreich bewältigt haben!

Gehen Sie in Gedanken mit all Ihren Sinnen an Ihren Ort der Sicherheit und Geborgenheit, und lassen Sie los! Atmen Sie ruhig und gleichmäßig!«

Wir wollen unsere Patienten anleiten, ihre Gedanken, Wahrnehmungen und Gefühle umzudeuten, um sich gegen Stress zu immunisieren.

Diese Neuformulierungen sollten präzise, positiv formuliert, vollständig und unmissverständlich und in der Gegenwartsform formuliert sein.

Lassen Sie sie persönlich passende wunderbare und prächtige *Leitsprüche* auf Kärtchen als *Affirmationen* schreiben und innerlich dann vorsagen, wie z. B.:

»Mein Mut wächst von Tag zu Tag.«

»Ich gebe mir einen guten Halt!«

»Ich kann es! Wenn ich etwas wirklich will, schaffe ich es auch!«

»Ich darf mich ängstlich fühlen. Angst kann unangenehm sein, aber sie ist ungefährlich.«

»Ich bin voll Sicherheit und Selbstvertrauen.«

»Meine Gedanken erzeugen die Angst, nicht das Flugzeug.«

»Ich habe Kontrolle über meine Gedanken.«

»Ich konzentriere mich auf das Hier und Jetzt.«

»Ich konzentriere mich auf das, was ist, und nicht auf das, was sein könnte.«

»Ich konzentriere mich auf das Ausatmen!«

»Ich bin an einem sicheren Ort.«

»Fliegen ist sicher.«

»Turbulenzen im Flieger sind wie das Schaukeln eines Schiffs, das über Wellen gleitet.«

(1) »*Turbulenzen im Flieger sind wie das Geschütteltwerden in einem Auto, das über Kopfsteinpflaster fährt.*«

»*Ich kann alles erreichen, was ich mir genau vorstellen kann!*«

Dabei kann sich der Patient (im Flugzeugsitz) zurücklehnen und in den Bauch atmen.

Affirmationen sind Wunschformulierungen und dienen der *Autosuggestion*. Dadurch, dass man seine Aufmerksamkeit und Konzentration auf diese Aussagen richtet, bewegt man sich fast automatisch gedanklich in die erwünschte Richtung.

Um zu verhindern, dass das Üben zu Hause vergessen wird, können die Patienten angewiesen werden, ihre Affirmationen z. B. auf Haftnotizen zu schreiben und diese an den Badezimmerspiegel, den Computermonitor oder den Kühlschrank zu kleben.

Der Kompetenztransfer

Kompetenztransfer in Hypnose (nach Kaiser Rekkas 2007b) bedeutet die Übertragung von Ressourcen aus einem Lebensbereich in einen anderen mit einer einfachen ideomotorischen Bewegung:

Angeleitet wird eine beidseitige Handlevitation und die Drehung der Unterarme, bis sich die Hände gegenüberstehen und dabei eine Brücke bilden, über die bildhaft die Kompetenz von einem Gebiet (wo sich der Patient selbstbewusst erlebt) in das andere (wo der Patient unter seiner Flugangst leidet) wandern kann.

Man bespricht vorher, worin sich der Patient als besonders kompetent erlebt und dass er diese Kompetenzen in andere Situationen übertragen kann – wenn er diese Arbeit dem Unbewussten überlässt.

Anleitung: Kompetenztransfer

Nach einer allgemeinen Entspannungsübung und Tranceinduktion:

»*... und ganz langsam ... kann eine Hand leichter werden ... können sogar beide Hände leichter werden ... so wie alles in Hypnose ganz leicht gehen kann ... während der Körper einsinken kann in die Unterlage ... die Hände ganz leicht werden ... erst unmerklich ... dann zunehmend leichter ... kann dieses schwebende Gefühl entstehen ... wenn diese bunten heliumgefüllten Luftballons vor Ihrem geistigen*

Auge schweben ... über Ihren Handgelenken tanzen ... die Bänder binden sich zart ums Handgelenk ... und nehmen die Hände ... vielleicht mit einem kleinen Ruck ... dann ganz langsam ... und heben die Unterarme höher und höher ... höher und höher ... während Sie tiefer und tiefer ... angenehm tiefer und sich sicher fühlend ... in die Arme der Hypnose sinken können ... und dabei ganz neue Erfahrungen machen ... und die Hände können noch höher schweben ... höher und höher ... und können sich jetzt zueinander drehen ... sodass die Handflächen sich gegenüberstehen ... ganz von alleine ... mehr und mehr zueinander drehen ... sich zuwenden ... weil es um einen inneren Austausch geht ... um einen Transfer ... ein Begegnen mit sich selbst ... mit der eigenen Kraft ... und wie die Hände sich drehen und wenden ... und sich die Fingerspitzen gegenüberstehen ... findet ein ganz besonderer Austausch statt ... eine Vermittlung ... etwas ganz Besonderes ... Energie fließt von einer Hand in die andere ... und von der anderen zur einen ... vielleicht können Sie das vor dem inneren Auge sogar sehen ... Licht ... Farbe ... ein Regenbogen ... eine Brücke ... ein Transfer von Fähigkeiten von einem Lebensbereich in den anderen ... und dabei tiefer in Trance gehen ... und ganz aufmerksam in sich hineinspüren ... und die Arme können da bleiben ... und sich annähern ... und dann auf den Körper herunterlegen ... wie es sich richtig anfühlt ... und das Unbewusste wird die Bewegung lenken ... und die Trance vertiefen ... und mit diesen inneren Kräften können Sie die Vergangenheit übermalen ... und die Gegenwart aufbauen ... und die Zukunft entwerfen ... das Unbewusste weiß ... was zu tun ist ... und was jetzt an der Reihe ist ... lassen Sie sich Zeit dabei ... und Sie beobachten in aller Stille ... was von alleine geschieht ... fasziniert vom inneren Geschehen ... und jedes Mal ... wenn Sie in den nächsten Tagen Hypnose machen ... kann ein weiterer Schritt erfolgen und sich etwas Neues offenbaren ... und Sie werden merken ... wie Sie immer sicherer im Leben stehen ... auf beiden Beinen ... den Blick nach vorne gerichtet ... und eine angenehme Stärkung erfahren ... und nachts in den Träumen kommt dann Weiteres hinzu ... um den Erfolg zu stabilisieren ... und ganz von alleine ... wenn Sie merken ... Sie haben genug erlebt für heute ... genug Erfahrung gewonnen ... genug geschehen lassen ... können sich die Hände wieder ganz langsam absenken ... und einfach auf den Körper legen ... ruhig und gemütlich ablegen ... und

das kann die Hypnose noch einmal vertiefen ... dass Sie für eine
Minute äußerer Zeit ... kann unendlich lange in der inneren Zeit
sein ... in eine fantastische Kraft sinken ... damit Sie sich nachher
... wenn Sie aufstehen werden ... ganz wunderbar fühlen werden ...
tatkräftig ... gestärkt ... voller Elan ... und Zuversicht ... kompetent
... in allen Bereichen ...«

Der sichere Ort, auch Wohlfühlort genannt

Die Fähigkeit der Imagination angenehmer Bilder, Töne und Gefühle
hat äußerst positive Auswirkungen auf die Physiologie und erleichtert
auf bewusster wie unbewusster Ebene das Entstehen optimaler Vorstellungen für die angstfreie Zukunft.

Die häufige Beschäftigung mit Wünschen und Zielen bahnt den
Weg, sie zu erreichen.

Imaginationsübungen sind deshalb fixer Bestandteil jeder Therapiestunde in meiner Praxis.

Die folgenden Tranceanleitungen zur Tiefenentspannung können und
sollen natürlich kreativ und persönlich umgestaltet werden!

Anleitung: Ein sicherer Ort

»Schließe deine Augen, atme tief aus und erlaube dir, ganz leicht
zu diesem speziellen Ort zu gleiten ... zu einem Ort, an dem du
dich ganz entspannt und glücklich und sicher fühlst ... und nimm
ganz aufmerksam wahr, was du dort sehen kannst, wenn du dich
einmal umsiehst ... und ich weiß nicht, was du an deinem Ort am
interessantesten findest ... vielleicht die Formen und Farben ... oder
... und höre, was es zu hören gibt ... und fühle einmal nach, welche
Temperatur es hat ... welche Tageszeit ... welche Jahreszeit ... wo du
dich wohl und sicher fühlen kannst ... und dir selbst erlauben kannst
... positive Gefühle zu spüren ... die in deinem Körper fließen können
... und alle Spannungen wegspülen können ... und ich frage mich
... ob du spüren kannst ... wie dein Körper sich entspannen kann ...
und die Seele leichter und friedvoll wird ... wissend ... dass du das
für dich tun kannst ... ganz ohne Anstrengung ... ganz leicht ... und
wenn du dich so richtig wohl und sicher fühlst ... dann kannst du
deinen Zeigefinger und den Daumen zusammendrücken ... sodass
du in Zukunft ... ganz für dich selbst ... dieses Gefühl wieder herstel-

*len kannst ... wann immer du es brauchst ... ganz leicht ... ganz für
dich selbst ... und du kannst an diesem Ort so lange bleiben ... wie es
angenehm und angemessen für dich ist ... und du kannst jederzeit ...
wann immer es in Ordnung ist für dich ... einfach die Augen schließen ... und den Daumen und den Zeigefinger zusammendrücken ...
und sofort wieder an diesen sicheren Ort gleiten ... ganz leicht ... und
wenn du bereit bist, diesen Ort wieder zu verlassen ... dann kannst
du jetzt in diesen Raum zurückkehren ... und deine Augen öffnen
... nachdem du ein paar Mal tief eingeatmet hast ... und das gute ...
sichere Gefühl in das Hier ... und Jetzt mitnehmen ...«*

Anleitung: Ein Wohlfühlort und helfende Wesen

*»Mache es dir so richtig bequem an einem angenehmen Platz, nimm
dir vielleicht eine Decke, und du kannst es jetzt einmal so richtig
genießen, nichts tun zu müssen ... alles ist in Ordnung, du kannst
eintauchen in eine angenehme Trance ... ganz ohne Anstrengung ...
denn Hypnose geht ganz leicht ... in deiner eigenen inneren Zeit ...
mit jedem Ausatmen kannst du tiefer einsinken in wohliges Loslassen
... im Körper kann es vielleicht schon schwerer sich anfühlen oder
auch leichter ... während du in deiner inneren Welt einen schönen
Spaziergang machen kannst ... zu deinem sicheren Ort ... einem
Ort, an dem du dich wirklich wohlfühlen kannst ... einem Ort, an
dem du auch deine heilsamen Wesen und liebevolle Gestalten aus
Märchen und Mythen einladen kannst ... Wesen, die dir wohlwollend und liebevoll ihre Begleitung anbieten ... an diesem Ort, wo
alle Dinge bald viel klarer werden ... in einem fernen Land ... in
einer ganz anderen Zeit ... ein Traumland voller guter Träume ...
wo alles Belastende draußen bleiben muss ... wo Schwaches gestärkt
wird ... wo Verkrampftes gelöst wird ... wo Flüchtendes Ruhe findet
... wo Bedrohliches sich auflöst ... wo Unsicheres Stabilität findet
... wo es magische Orte gibt ... mit starken Energien ... wo es Licht
mitten im Schatten gibt ... wo sich tiefgreifende Veränderungen ereignen ... wo du den Stier bei den Hörnern packen kannst ... wo du
mit beiden Beinen fest auf der Erde stehst ... wie dieser Baum dort
drüben ... fest verwurzelt in der Erde ... stark und doch biegsam ...
dem Sturm widerstehen kannst ... alles Schwere ganz leicht werden
kann ... alles Belastende abfließen kann ... wo der Wind durch die
Blätter fährt ... und dabei dir etwas Beruhigendes zuflüstert ... eine
Botschaft nur für dich ... Kraft ... Mut ... Zuversicht ... wundersame*

Worte ... und du kannst weitergehen ... und mit jedem Schritt tiefer gehen in wohliges Loslassen ... und Geschehenlassen ... voller Vertrauen ... dass du ab heute im Schlaf gute Träume haben wirst ... denn deine Wesen sind immer für dich da ... und spenden dir die Kraft ... und den Mut ... und die Zuversicht ... während du in tiefer Ruhe alles Richtige empfangen kannst ... und es versinken lassen kannst in innere tiefere Schichten ... wo es auf fruchtbaren Boden fällt ... und sich gute Gefühle von dort ausbreiten werden ... die dir Freude bereiten werden ... die Sonne durch die Wolken scheint ... die Schönheit der Natur im Sonnenlicht ... mit dem guten Gefühl ... jederzeit an diesen Ort zurückkehren zu können ... und ab jetzt voller Zuversicht ... und Mut ... und Kraft ... in genau dem Tempo ... das für dich angenehm und angemessen ist ... wieder in das Hier und Jetzt zurückkehren kannst ...«

Krafttiere, Helfergestalten und innere Führer

Bereits in der psychoanalytischen Schule nach C. G. Jung (1954) wurde im therapeutischen Prozess mit diesen Hilfsfiguren und Hilfswesen gearbeitet (die »idealen Eltern«).

Für viele Klientinnen ist der innere Führer eine geschätzte Respektsperson wie ein Lehrer, ein Elternteil oder ein weiser alter Mensch, mit dem sie fähig und gewillt sind, einen konstruktiven inneren Dialog zu führen.

Anleitung: Nach dem Ankommen am sicheren Ort

»... und vielleicht kannst du schon den einladenden Weg wahrnehmen, der da drüben beginnt ... und wenn du magst ... kannst du dich jetzt oder gleich auf diesen Weg machen ... denn ein inneres Gefühl sagt dir ... dass du auf diesem Weg eine ganz besondere Begegnung haben wirst ... eine Begegnung mit deinem inneren Führer ... deinem Krafttier ... nach schamanischer Tradition ... dein inneres Krafttier ... das dich begleitet und beschützt ... ein Wesen voller Liebe und Weisheit ... und wenn du magst ... kannst du dich jetzt diesem Wesen nähern ... Kontakt aufnehmen ... es begrüßen ... und dich mit ihm ein paar Schritte bewegen ... und es genießen ... diese Liebe und das Verständnis zu spüren ... dein Problem schildern ... und es dann um Rat fragen ... dich Seite an Seite mit deinem weisen Wesen in dessen Welt bewegen ... mit ihm verschmelzen ... seine Bewegungen spüren

... und vielleicht zusammen in die schwierige Situation hineingehen ... und die Antwort wird kommen ... vielleicht ganz klar und deutlich ... vielleicht in Form eines Symbols ... oder auch eines Traums heute Nacht ... oder nächste Woche ... sei einfach ganz aufmerksam ... und dann kannst du dich für heute verabschieden ... mit dem guten Gefühl ... dass du jederzeit hierher zurückkehren ... und Kontakt aufnehmen kannst ... mit deinem weisen Wesen ... das dir zuhört und dich versteht ...«

Fallbeispiel: Paul

Paul war ein 13-jähriger Junge, der zu Hause ankündigte, er werde sich weigern, auf den kurz bevorstehenden Urlaubsflug mit der Familie zu gehen – er sei sicher, es würde ein Unglück passieren. Der Vater rief mich an und erzählte mir voller Sorge, Pauls Schulleistungen hätten nachgelassen, und nur noch außerschulische Aktivitäten wie Radfahren mit Freunden schienen ihn noch zu interessieren. Wir vereinbarten einen gemeinsamen Termin mit den Eltern und Paul.

Der Beginn war recht schwierig, denn die Eltern redeten sehr viel und Paul gar nicht. Ein sympathischer, auf mich gesund und munter wirkender Junge, der sich für die Erzählungen seiner Eltern ein wenig genierte. Er schien sich nur für mein Aquarium und die anderen Gegenstände im Therapiezimmer zu interessieren. Neben dem Aquarium steht meine große Oceandrum (ein sehr schönes Instrument, mit dem man trommeln und täuschend echte Meeresgeräusche nachahmen kann), die er aufmerksam betrachtete und wissen wollte, was denn das sei.

Ich unterbrach sofort die Eltern, forderte alle auf, es sich bequem zu machen, und schlug vor, eine Trancereise mit der Oceandrum zu machen, und wenn sie von dieser Reise zurückkämen, würden sie alle, jeder für sich, eine Lösung für das Problem mitnehmen.

Etwas überrascht (ehrlich gesagt vielleicht ein wenig überrumpelt), willigten sie ein, und ich fing an zu trommeln (60 Schläge pro Minute) und forderte sie auf, sich vom Klang der Trommel tragen zu lassen wie von einem Boot. Und dann auf dieser Reise eine ganz besondere Begegnung zu erleben: »Die Begegnung mit deinem Krafttier.«

Dann folgte die oben beschriebene Trance-Anleitung »Nach dem Ankommen am sicheren Ort«.

Nach ungefähr 20 Minuten beendete ich die Reise, und der Effekt war phänomenal: Alle drei waren tief bewegt und gerührt von ihren inneren Bildern, Erlebnissen und Gefühlen. Besonders angetan waren sie von ihren eigenen, als toll erlebten Krafttieren, über die sie sich aufgekratzt untereinander und mit mir unterhielten. Ich freute mich mit ihnen, denn es geht unmittelbar nach der Trance nicht um Verstehen, nicht um das Durcharbeiten des Tranceinhalts und nicht darum, eine Linderung des Leidens im Alltag zu finden. Vielmehr geht es um die Vertiefung und Integration eines grundsätzlichen Gefühls des Getragenseins, des Eingebundenseins in ein größeres Ganzes, des Urvertrauens und der Selbstkompetenz.

Wie ich später erfuhr, wurde die Beschäftigung mit dem inneren Krafttier für Paul der Schlüssel zum Erfolg: Mit dem Einhorn an seiner Seite hatte er etwas nur für sich selbst und konnte in allen möglichen Situationen über sich selbst hinauswachsen – der Urlaubsflug konnte angetreten werden.

Mit diesem Beispiel möchte ich Sie dazu motivieren, ganz spontan auch einmal mit einer außergewöhnlichen Methode zu intervenieren. Ich war vom Redeschwall der Eltern schon ermüdet gewesen und dachte bei mir, das sei doch ganz normal. Sind nicht pubertierende Jungs meistens schulfaul und verhalten sich manchmal irgendwie eigenartig? So nahm ich Pauls Interesse an meiner Praxiseinrichtung dankbar auf, um eine »schamanische Reise« zu machen, die »Krafttiertrance«: Sie ist immer wieder eine Bereicherung in der therapeutischen Praxis!

Amulett und Talisman

Man lässt den Patienten einen besonderen Gegenstand, beispielsweise einen schönen Stein, in die Hand nehmen und zum Amulett oder Talisman aufwerten, indem man drei gute Erinnerungen mit ihm verbindet.

Später hat der Patient diese Ressourcen immer zur Verfügung, er braucht nur an seinen Talisman zu denken.

Anleitung: Talisman

»Stellen Sie sich eine Situation vor, in der es Ihnen so richtig gut gegangen ist ... mit allen Sinnen ... wie haben Sie sich da gefühlt ... was gesehen ... was gehört ... und wenn es ganz klar und deutlich da ist ... dann drücken Sie den Stein ganz fest ... jetzt gehen Sie bitte in eine Situation ... in der Sie sich einmal richtig stark gefühlt haben ... vielleicht ... weil sie ein Hindernis überwinden konnten ... und gehen Sie wieder mit allen Sinnen da rein ... und wenn alles ganz deutlich spürbar ist ... dann drücken Sie wieder ganz fest ... nun erinnern

Sie sich bitte an eine weitere Situation ... und laden Sie Ihren Stein
wieder auf mit all der guten Energie ... und Sie können den Stein
jederzeit ... in guten Situationen weiter aufladen ... und Sie können
den Stein jederzeit in die Hand nehmen und ihn dann benützen ...
wenn Sie seine Kraft benötigen sollten ...«

Hausaufgabe

Als Hausaufgabe kann der Patient im Computer eine Datei anlegen,
die alle individuellen Ressourcen enthält: unterstützende Partner,
lachende Kinder, treue Freunde, wunderbare Erlebnisse, schönste
Geschenke, tolle Komplimente, (eigene) gute Taten usw.

Bei Bedarf jederzeit aufrufbar, bewirkt diese Übung auch und
gerade vor dem Flug oft Wunder!

Mit drei Mentoren auf den Flug gehen

Analog der Talisman-Technik kann man dem Patienten anraten, imaginäre Mentoren in schwierige Situationen mitzunehmen.

Diese persönlichen Mentoren können wohlwollende Personen aus
der Vergangenheit und Gegenwart sein, es können aber auch »öffent-
liche« (z. B. der Dalai Lama) oder fiktive Personen, Märchenfiguren
oder Tiere sein.

Anleitung: Mentoren

Nach einer allgemeinen Tranceinduktion:

»Gut, gibt oder gab es in deinem Leben Personen, die es gut mit dir
gemeint haben ... die dich unterstützen ... dich auf deinem Weg
bestärken ... oder bestärkten ... du kannst in aller Ruhe nach drei
solchen Mentoren suchen ... das können reale Personen sein ... die du
kennst ... oder solche aus Film und Fernsehen, die sich als Mentoren
eignen würden ... oder es können auch fiktive Personen ... Märchen-
figuren ... sein ... und wenn du die drei gefunden hast ... kannst du
jedem einen Platz in deiner Nähe zuordnen ...

Nun möchte ich dich bitten, einmal in deinen ersten Mentor hin-
einzugehen ... mit ihm eins zu werden ... und in ihm eine Botschaft
für dich zu finden ... die es dir in der kritischen Situation leichter
machen wird ... welche Botschaft könnte das sein ... gut, und wenn
du jetzt diese Botschaft gefunden hast ... kannst du sie irgendwie ...
dir selbst zukommen lassen ... und nun auch wirklich ... vielleicht

zeitverzögert auch empfangen ... und auf dich wirken lassen ... und genießen ... dir den Rücken stärken lassen ... und diese Kraft auf deinen zukünftigen Flug mitnehmen ...«

Dieser Vorgang wird nun mit dem zweiten und dritten Mentor wiederholt.

Allgemeine Selbsthypnose

Selbsthypnose ist nach meinem Verständnis d i e *ideologiefreie Meditationsmethode* überhaupt, um jedes gewünschte Ziel zu erreichen.

Selbsthypnose als (am besten tägliche) »Hausübung« unterstützt die Arbeit des Unbewussten unseres Klienten im Stillen, immer vorausgesetzt, er arbeitet motiviert mit.

Mit dem Praktizieren von Selbsthypnose kommt nach und nach die Erkenntnis, das Angstgeschehen nicht mehr als ein autonomes zu erleben (»Es geschieht mit mir«), das man zu erleiden hat, sondern dass hier etwas wächst, was »Meistern« genannt werden kann und auf jeden Fall mit einer Ich-Stärkung einhergeht. Es wird das *Gefühl von Veränderbarkeit in die richtige Richtung* erlebt.

Am besten wird die Selbsthypnose zunächst in der abgeschirmten Situation in der Praxis eingeübt, um die Beruhigung des Körpers und der mentalen Tätigkeit als Erleben innerer Ruhe und Gelassenheit erfahrbar zu machen. Das ist der beste *Ausgangspunkt für die Ziele, die mit Selbsthypnose erreicht werden sollen, nämlich selbst beeinflussbare (!) Entspannung, Panikvermeidung und Konzentration auf inneres Wohlfühlen.*

Demonstrieren Sie eine Selbsthypnosemethode laut und lassen Sie den Klienten innerlich leise mitmachen – er erfährt so ganz beiläufig eine gute Heterohypnose – und die gute entspannende Wirkung dabei erleben. Dies ist gerade für unsere analytisch-skeptischen Klienten eine tolle Erfahrung, die ihnen den Zweifel hinsichtlich ihrer Hypnotisierbarkeit nimmt.

Nehmen Sie dabei Ihre Tranceanleitung auf einen Tonträger auf, mit dem Ihr Klient zu Hause üben kann.

Durch Selbsthypnose erreicht man normalerweise keine so tiefe Trance wie unter fremder Anleitung, was für den therapeutischen Erfolg keine Rolle spielt. Ein Teil des Bewusstseins bleibt immer abgespalten und stellt sicher, dass die Umgebungsbedingungen berücksichtigt werden. Das heißt, man kann den Trancezustand jederzeit beenden, wie das auch beim autogenen Training oder der Meditation der Fall ist. Wichtig ist deshalb, bei der Anwendung der Selbsthypnose darauf zu achten, dass die äußeren und inneren Bedingungen passend sind. Man sollte genügend Zeit haben und sich nicht aus Gründen der Selbstdisziplin dazu zwingen, und die Form der Selbsthypnose sollte mit der Umgebung verträglich sein.

Nach der Hypnoseinduktion helfen beispielsweise folgende Metaphern und Bilder:

- Angstgefühle schwimmen wie Blätter auf dem Fluss näher und treiben weiter und verschwinden aus dem Blickfeld und damit auch aus der Gefühlswelt.
- Angstgedanken fließen wie ein Wasserfall, vielleicht mit heftiger Wucht, über einen hinweg. Sie bewegen sich weiter mit großer Geschwindigkeit stromabwärts. Sie prallen an einen Felsen, zerschmettern und lösen sich auf. Der Wasserfall wird realer, und das feine Sprühen klaren, frischen Wassers ist zu spüren. Die Erfrischung und Klärung beginnt.

Anleitung: Allgemein gehaltene Selbsthypnose

»Ich beginne damit, dass ich bewusst auf meine Atmung achte ... ich nehme einen tiefen Atemzug ... und achte dann auf das Ausatmen ... bewusst ausatmen ... bei den nächsten paar Atemzügen achte ich auf das Ausatmen .... ich nehme wahr ... wie die Luft ausströmt und ich dabei überflüssige Anspannung ausatme ... und belastende Gedanken loslasse ...

und dann kann ich wahrnehmen, wie ich immer schwerer in die Unterlage einsinke ... der Körper ganz von selbst immer schwerer wird ... dabei die Hände immer leichter werden ... und ich dabei in Gedanken an einen Ort gehe ... wo es mir gut geht ... wo ich mich sicher und geborgen fühlen kann ... an einen ganz realen Ort ... und mich da in aller Ruhe umsehe ... was es da Schönes zu sehen gibt ... was ich hören kann ... vielleicht Stimmen oder Geräusche der Natur ... und was ich fühlen kann ... welche Temperatur ... welche Jahreszeit ... vielleicht spüre ich den Wind im Haar ... oder Sonne auf der Haut ... Gerüche ... frei atmen ... der Blick in die Weite ... ganz weit ... und ich kann da die Vögel beobachten ... wie sie ganz frei und elegant ihre Kreise ziehen ... und sich dabei auf eine Kraft verlassen ... die sie nicht benennen können ... die sie aber ganz sicher trägt ... und ihren Flug genießen können ... einfach ganz bei sich sein können ...«

Selbsthypnose sollte täglich eingeübt werden und zu einem Zeitpunkt, wenn man sich fit fühlt. Sie dauert in der Regel ca. 20 Minuten. Optimal eignen sich zur Selbsthypnose Geschichten, in denen es metaphorisch zu einer Vorwegnahme der In-vivo-Desensibilisierung kommt, wie die »Löwen-Geschichte« (Trenkle 2005).

Power-Selbsthypnose mit Musik

Diese Selbsthypnose funktioniert, indem man den Patienten ein Lied aussuchen lässt, das in ihm ein absolutes Wohlgefühl von Entspannung, Stärke und Mut auslöst, und dieses Lied an eine oder mehrere Ressourcen koppelt.

Das Lied läuft während der vorher eingeübten Selbsthypnose immer und immer wieder im Hintergrund.

Bei dieser Form der Selbsthypnose geht der Patient zusätzlich intensiv in die Erinnerung mehrerer ganz realer (!) Situationen, die er als sicher, geborgen, souverän und ruhig erlebt hat. Diese Situationen sollten immer wieder mit dem besonderen Lied im Hintergrund durchgespielt werden und so oft wie möglich als Hausaufgabe eingeübt werden: So potenziert und festigt er mentale und emotionale Stärken als Ressource für den bevorstehenden Flug. Er hat dann, wenn er sein Lied summt, singt oder pfeift, sofort Zugang zu seinen Ressourcen. Seine Anfälligkeit, Angst in (früher) auslösenden Situationen zu entwickeln, wird somit vermindert und ins Gegenteil, in Stärke, verwandelt!

Selbsthypnose für den kritischen oder skeptischen Patienten

Es gibt kritisch bzw. skeptische Patienten, die es vorerst nicht glauben können, dass sie überhaupt hypnotisierbar sind. Solchen skeptischen Patienten erleichtere ich die Hypnoseerfahrung, indem ich mich selbst als Rollenmodell anbiete und ihnen erläutere, dass ich selbst zu Hause meine spezielle Form der Meditation oder Selbsthypnose regelmäßig praktiziere, die ich ihnen gerne beibringe. Dabei sei es überhaupt *nicht wichtig, tief in Trance zu gehen (!)*. Es genüge einzig und allein ein *Zustand fokussierter Aufmerksamkeit nach innen.*

Mit der Selbsthypnose ist man in der Lage, die tieferen Ebenen des Unbewussten zu erreichen, und dabei werden positive Kräfte im Inneren freigesetzt, die zum gewünschten Handeln führen. Und nur über das Handeln erreicht man seine Ziele!

Ich setze mich zur Instruktion neben den Patienten oder ihm gegenüber und bitte ihn, es sich so bequem zu machen, dass er für eine ganze Weile gut sitzen kann. Dann erkläre ich ihm, dass es darum geht, sich mit all seinen Sinnen zuerst nach außen und dann zunehmend nach innen zu orientieren, und dass dabei ganz von selbst, ganz leicht, eine tiefe Entspannung eintreten wird. Auf Wunsch nehme ich diese Anleitung auch gleich auf einen Tonträger auf.

Dann spreche ich laut und noch relativ flott und werde während der Trance kontinuierlich leiser und langsamer, bis ich schließlich ganz leise und ganz langsam bin, je nachdem wie viel Zeit ich zur Verfügung habe – meistens 20 bis 30 Minuten –, und ganz zum Schluss werde ich wieder lauter und schneller und mache selbst vor, was ich in der »Ich-Form« anleite:

Anleitung einer allgemeinen ichstärkenden Selbsthypnose:

»Ich habe mir für mich selbst Zeit genommen ... eine Zeit für besondere Erfahrungen ... eine Zeit ... die ein äußeres Maß hat ... und einen inneren Zeitraum ... eine Minute äußerer Zeit ... kann unendlich lange in der inneren Zeit sein ... und ich suche mir einen bestimmten Punkt auf dem Boden ... oder an der Wand ... und fixiere diesen Punkt mit vorerst noch offenen Augen ... und dann kann es sein ... dass der Punkt leicht verschwimmt ... so wie die Luft in der Sommerhitze ... über den Gleisen eines Bahnhofs ... oder über dem Asphalt ... und die Konturen des Punkts verschwimmen ... und früher oder später ... oder jetzt oder gleich ... werden die Augen müde ... und die Lider werden müde ... und es kann wohltuender sein ... jetzt die Augen zu schließen ... sehr gut ... und ich genieße es ... dass ich die Augen jetzt geschlossen habe ... und dann kann man einmal nach außen hören und alles wahrnehmen ... den Verkehrslärm vom Zimmermannplatz ... das Quietschen der Straßenbahnlinie 43 ... immer wieder das Tatütata der Rettungsfahrzeuge [meine Praxis liegt neben der Universitätsklinik] ... die die Patienten ganz sicher dahin bringen ... wo man sich um sie kümmert ... und die Geräusche und Gespräche von der Anmeldung in der Praxis ... alles kann ganz

unwichtig werden ... und dient nur noch einem Zweck ... mir die Sicherheit zu geben ... dass ich hier und jetzt gut aufgehoben bin ... damit ich mit einem anderen Teil meiner Aufmerksamkeit ganz woanders hingehen kann ... und dann auf die Atmung lauschen ... diese ganz feinen Geräusche der Luft ... wenn sie durch die Nase in den Rachenraum ... in den Hals und in die Lunge hinein ... und wieder hinausfließen kann [dabei im Atemrhythmus des Patienten sprechen, d. h. pacen, und dann die Führung übernehmen, d. h. leaden, indem man die Ausatmungsphase kontinuierlich verlängert und dabei ganz automatisch die Entspannung vertieft] *... in diesem ewigen Auf ... und Ab ... auf das man sich verlassen kann ... wie die Wellen am Strand ... auf ... und ab ... nachdem der Sturm sich gelegt hat ... und die Atmung kann ganz von selbst immer ruhiger werden ... und mein Körper weiß genau ... wie er diesen angenehmen Zustand herstellen kann ... und kann es so richtig genießen ... einmal gar nichts tun zu müssen ... und es ist völlig unwichtig ... ob ich es merken kann ... oder nicht ... wie ich immer tiefer und tiefer in meine Unterlage einsinken kann ... und ich weiß ... dass ich nichts Besonderes verstehen muss oder tun muss ... alles geschieht ganz von alleine ... und dann kann ich einen Teil meiner Aufmerksamkeit einmal auf meine Arme richten ... und auf meine Hände ... welche ist leichter ... oder schwerer ... und wärmer ... oder kühler ... und wo ist der Unterschied ... wärmer ... schwerer ... kühler ... leichter ... und dabei schrittweise immer tiefer in diesen angenehmen Zustand der Trance gleiten ... der sich zu einer echten Hypnose vertiefen kann ... und ich gehe meine eigene schöne Treppe hinauf ... an meinen Wohlfühlort ... an meinen sicheren Ort ... mit zehn Stufen ... tiefer und tiefer in Trance ... vielleicht ist es heute eine schöne Parktreppe ... oder eine ganz andere ... über zehn Stufen tiefer ... oder höher ... alles ist in Ordnung ... alles geht ganz von alleine ... Eins ... der erste Schritt ist längst gemacht ... Zwei ... alle Türen haben zwei Seiten ... Drei ... du hast drei Wünsche offen ... wie im Märchen ... Vier ... vier Himmelsrichtungen ... und ich bin schon neugierig, in welche Richtung ... Fünf ... fünf Zehen an jedem Fuß ... die mich ganz leichtfüßig weitertragen ... Sechs ... ist die umgekehrte Neun ... Sieben ... ist eine magische Zahl ... und Acht ... und innerlich kann es in genau dem Tempo weitergehen ... das für mich angenehm und angemessen ist ... und ich brauche nicht ... in eine* tiefe Trance zu gehen ... bevor ich nicht bei ... Zehn ... an meinem sicheren Ort angekommen bin ... wo es mir so richtig gut geht ... ein magischer Ort ... und mich da einmal umsehen ... was es da zu sehen gibt ... welche Formen ... welche Farben ... welche Jahreszeit ... welche Tageszeit ... und was kann ich hören ... Geräusche der Natur ... Stimmen ... und spüren ... vielleicht die Sonne auf der Haut ... oder einen angenehmen Wind ... der durch die Haare fährt ... und wonach duftet es ... Bergkräuter vielleicht ... oder nach dem Salz des Meeres ... das ich auch auf den Lippen schmecken kann [beobachten Sie einmal: Meistens leckt sich der Patient zufrieden die Lippen] ... dabei wird der Kopf ganz klar ... die Seele weit ... das Herz leicht ... und dann werde ich etwas Lustiges entdecken ... einen Strauß bunter Luftballons ... heliumgefüllter Luftballons ... wie die ... die man als Kind geschenkt bekommt ... und in allen Farben und Formen ... und an eine Schnur gebunden ... an mein Handgelenk ... das nun ganz leicht wird, und die Luftballons ... ziehen meine Hand nach oben ... ganz von selbst [ich mache die Handlevitation selbst vor] ... und während ich immer tiefer in eine angenehme Hypnose gehe ... wird meine Hand immer leichter ... und schwebt ganz von selbst in der Luft ... und ich kann mir vornehmen ... während ich genau weiß ... dass ich gleichzeitig hier in der Praxis auf diesem Stuhl sitze ... und gleichzeitig in meiner Fantasie mich an diesem schönen Ort befinde ... dass ich gut für mich sorgen werde ... dass ich mich selbst an mir anlehnen kann ... weil ich es mir wert bin ... und weil es wichtig ist ... immer wieder an diesen Ort zu gehen ... diesen Ort der Entspannung ... der Gesundheit ... der Erholung ... der Sicherheit ... der Kraft ... der Freude ... und so lange da bleiben kann ... wie es angenehm und angemessen für mich ist ... um zu heilen und zu genießen ... und ich kann mir vornehmen ... mehr und mehr auf mein eigenes Wohlbefinden zu achten ... gut für mich zu sorgen ... an meine eigenen Fähigkeiten zu glauben ... für einen Ausgleich im Leben zu sorgen ... zwischen Geben und Nehmen ... zwischen Anspannung und Entspannung ... zu sorgen ... für mich ... und ich werde es ganz genau merken ... wann es genug ist ... wenn meine Hand ... und meine Hand macht das ganz von selbst ... in ihrem eigenen Tempo ... vielleicht in den für Hypnose so typischen ruckartigen Bewegungen ... sich wieder der Unterlage annähert ... aber erst dann ... wenn ich mich wirklich gut erholt habe ... um dann *ganz erfrischt ... und klar ... und wach ... wieder ins Hier und Jetzt zurückzukommen ...«*

Posthypnotische Suggestionen

Hier handelt es sich um Suggestionen, die auch nach der eigentlichen Hypnosearbeit als *Depoteffekt* weiterwirken und helfen, den in einer therapeutischen Sitzung erzielten Erfolg mit den Situationen zu verknüpfen, in denen er gebraucht wird.

Üblicherweise werden die Suggestionen im letzten Drittel der hypnotischen Trance eingestreut, da in diesem Stadium die Hypnose normalerweise am tiefsten ist und deshalb die Wahrscheinlichkeit der Aufnahme von therapeutischen Anregungen und Angeboten am größten ist.

So lassen sich Ressourcen mit den zukünftigen Anforderungssituationen (kontextabhängig) verknüpfen, in denen sie gebraucht werden – frei nach Milton Erickson: »Das Problem ist die Lösung.« Beispiele:

»Wenn Sie in dieser Situation sind, dann werden Sie sich erinnern, wie Sie sich hier ganz wohlgefühlt haben ...«

»Auf einer unbewussten Ebene wissen Sie vielleicht schon, dass Sie Ressourcen in sich haben, die Sie genau dann zur Verfügung haben werden, wenn Sie sie brauchen.«

»Wenn Sie das Flugzeug betreten, werden Sie angenehm entspannt und dabei gleichzeitig vollkommen wach und konzentriert sein.«

»Wenn Sie die Begrüßungsansage des Bordpersonals hören, werden Sie zufrieden und entspannt ...«

»Sie werden während des ganzen Flugs weiterhin ruhig und gleichzeitig wach und konzentriert bleiben.«

»Dann werden Sie ganz von selbst in diesen entspannten Zustand gleiten ...«

»Dann wird, ob Sie wollen oder nicht, sich innerlich diese Ruhe ausbreiten ...«

»Wenn Sie in dieser Situation sind, ist es nicht nötig, sich daran zu erinnern ...«

»Es braucht Ihnen nicht bewusst zu sein, denn Ihr Wissen wird Sie auch so begleiten ...«

»*Und im guten Traum kann man sich mit diesem Thema weiterbeschäftigen ...*«

»*Wenn Sie erst einmal Ihre Stärken erkannt haben, dann werden Sie sie ganz automatisch noch verstärken.*«

Fallbeispiel: Klaus

Klaus war ein 37-jähriger Musiker, der mit seinem Ensemble schon viele Flugreisen ohne Probleme absolviert hatte, bis er plötzlich auf seinem letzten Flug beim subjektiv als sehr unruhig empfundenen Landeanflug (»... wahnsinnige Turbulenz über viele Minuten, ich war sicher, wir würden jeden Moment abstürzen«) eine Panikattacke erlebte. Er habe das Gefühl gehabt, einen Herzinfarkt zu bekommen. In der Flughafenklinik konnte man »nichts Organisches« feststellen, und man empfahl ihm, sich einmal richtig auszuschlafen.

Nun hatte er furchtbare Angst, so etwas wieder erleben zu müssen.

Von einem Kollegen erhielt er den Tipp, sich mittels Hypnose von mir behandeln zu lassen, denn dies gehe vielleicht so schnell, dass er in zwei Wochen zum nächsten Auftritt wieder mitfliegen könnte.

Wir vereinbarten drei Sitzungen innerhalb von zehn Tagen.

Erste Sitzung:

Nach einer allgemeinmedizinischen internistischen Abklärung unterhielten wir uns über flugtechnische Aspekte einer Turbulenz. Ich informierte ihn über die enorme Belastungsgrenze moderner Verkehrsflieger (was ihn schon alleine sehr beruhigte) und erzählte ihm im Trancezustand Geschichten, die suggerieren, dem Unbewussten vertrauen zu können. Als Aufgabe für zu Hause gab ich ihm eine von mir besprochene CD mit Entspannungsübungen mit. Außerdem sollte er in die nächste Stunde einen Talisman mitbringen.

Zweite Sitzung:

In Trance: Aufsuchen von Situationen aus seiner Vergangenheit, die ihm Kraft, Ruhe und Gelassenheit gaben. Diese positiven Gefühle kann er in seinem Körper jederzeit wieder abrufen, indem er sich vorstellt, sie würden in seinen Talisman fließen und diesen mit positiver Energie aufladen. Von dort kann er sie später bei Bedarf jederzeit abrufen.

Er nahm sich einen schönen Stein mit, den er früher einmal bei einer Bergwanderung gefunden hatte. Während der Trance hielt er den Stein in der geschlossenen Hand.

Anleitung: Talisman

Nach der Tranceinduktion und einer allgemeinen Entspannungssequenz:

»*Stellen Sie sich bitte eine Situation vor, in der es Ihnen richtig gut gegangen ist ... mit allen Sinnen ... wie haben Sie sich da gefühlt ... was gesehen ... was gehört ... und wenn es ganz klar und deutlich da ist ... dann drücken sie den Stein ganz fest ... jetzt gehen Sie bitte in eine Situation ... in der Sie sich einmal richtig stark gefühlt haben ... vielleicht ... weil sie ein Hindernis überwinden konnten ... und gehen Sie wieder mit allen Sinnen da rein ... und wenn alles ganz deutlich spürbar ist ... dann drücken Sie wieder ganz fest ... nun erinnern Sie sich bitte an eine weitere Situation ... ... und laden Sie Ihren Stein wieder auf mit all der guten Energie ... und Sie können den Stein jederzeit ... in guten Situationen weiter aufladen ... und Sie können den Stein jederzeit in die Hand nehmen und ihn dann benützen ... wenn Sie seine Kraft benötigen sollten ...*«

Dritte Sitzung:

Hier wiederholten wir die Talisman-Trance vom letzten Mal, und ich fügte zusätzlich folgende posthypnotische Suggestionen im letzten Drittel der Trance ein:

»*Ich gebe mir einen guten Halt!*«

»*Ich kann es! Wenn ich etwas wirklich will, schaffe ich es auch!*«

»*Ich darf mich ängstlich fühlen. Angst kann unangenehm sein, aber sie ist ungefährlich.*«

»*Meine Gedanken erzeugen die Angst, nicht das Flugzeug.*«

»*Ich habe Kontrolle über meine Gedanken.*«

»*Ich konzentriere mich auf das Hier und Jetzt.*«

»*Ich konzentriere mich auf das, was ist, und nicht auf das, was sein könnte.*«

»*Ich konzentriere mich auf das Ausatmen!*«

»*Ich bin an einem sicheren Ort.*«

»*Fliegen ist sicher.*«

»*Turbulenzen im Flieger sind wie das Schaukeln eines Schiffes, das über Wellen gleitet.*«

»*Turbulenzen im Flieger sind wie das Geschütteltwerden in einem Auto, das über Kopfsteinpflaster fährt.*«

Wie geplant, konnte Klaus in der folgenden Woche auf Tournee gehen.

Später erzählte er mir, dass er sich mit dem Stein in der Hosentasche so sicher fühlt, dass er ihn nicht nur beim Fliegen, sondern auch in jeder anderen belastenden Situation mit sich führt.

Da er früher immer ohne Probleme geflogen war und seine Angst einen ganz klar umrissenen Auslöser und Fokus hatte (die Turbulenz), war die entsprechende Technik – Informationen zu geben und ein Verhaltenstraining mit posthypnotischen Suggestionen – völlig ausreichend für den Therapieerfolg.

Die Altersprogression und die Wunderfrage

Die Zukunftsorientierung in Trance ist ein mächtiges Hypnoseinstrument und hat ihre Wurzeln in Milton Ericksons (Erickson u. Rossi 1994) Interesse am Experimentieren mit der Utilisation von Zeitkonzepten in der Hypnose, um seinen Klienten dabei zu helfen, ihre gewünschten Ziele zu erreichen.

Der erste Schritt einer guten Altersprogression ist immer eine richtige Zieldefinition (s. o.)!

Induzieren lässt sich die Progression in Trance mit Formulierungen wie:

1) *»durch einen magischen Spiegel sehen ...«*

2) *»in eine Kristallkugel blicken ...«*

3) *»mit einem Zeitzug in die Zukunft fahren ...«*

4) *»sich selbst in der Zukunft sehen, wo alle Ziele erreicht sind ...«*

5) *»als alter, gereifter und weiser Mensch, sozusagen als Ihr Alter Ego*
6) *in der Zukunft, und natürlich in guter Verfassung!«*

7) *»Und stellen Sie sich einmal vor, sie werden sich selbst einen Brief*
8) *aus der Zukunft schreiben. Aus einer Zukunft, in der Sie in guter*
Verfassung sind und sich selbst in einem Brief einige gute Tipps und
Hinweise geben, wie Sie dahin gekommen sind.«

Hier in Österreich verwendet man aus im wahrsten Sinne nahe liegenden Gründen gerne Metaphern vom gelungenen *Besteigen eines Berges:*

Vom bestiegenen Gipfel kann man in Ruhe hinunter-/zurückschauen und sich so richtig toll fühlen und sich überlegen, wie man den Aufstieg bewältigt hat.

Diese Distanzierung erleichtert kognitive Umstrukturierungen: Der mit seiner Angst beschwerte Klient kann in dieser Trance beispielsweise einen ganzen Tag in optimaler seelischer und körperlicher Verfassung erleben. So erlernt er neue Reaktionsmuster, die ihm unbewusst neue Möglichkeiten bieten (Kaiser Rekkas 2007b).

Anleitung: Wunderfrage

»Stell dir vor, heute Nacht geschieht ein Wunder, und das Problem ist morgen früh gelöst ... Was ist anders?«

Der Patient stellt sich vor, dass in der kommenden Nacht ein echtes Wunder passiert, unerklärlich und unbeschreiblich. In der hypnotischen Realität wacht er am nächsten Tag auf, und die Angst ist weg. Im Detail soll er jetzt ganz konkret jede Wahrnehmung in sich wachsam registrieren und beschreiben, was sich im Positiven verändert hat. Er durchlebt in hypnotischer Trance (Hypnose ist eine Erlebnistherapie!) den ganzen Tag, beobachtet sein Wohlbefinden, seine Körperhaltung, sein Aussehen, seine Stimme, sein Selbstbewusstsein, seine gute Wirkung auf andere. Und wem will er davon erzählen und vor wem wird er das Wunder schützen? Eine abschließende direkte Suggestion fordert auf, über die nächsten Tage und Nächte die noch zu leistenden Schritte in Ruhe und im eigenen Tempo zu gehen.

Mit dieser Übung soll der Klient nicht gedrängt werden, sondern es soll eine unbewusste Beschäftigung mit dem Therapieziel erreicht werden.

Eine sehr schöne Transkription einer Hypnoseanleitung zur »Nacht mit dem Wunder« findet man in Kaiser Rekkas (2005, S. 102).

»Das Ereignis« als Film im imaginierten Kino

Diese Technik ist geeignet für eine *Flugphobie, deren Auslösesituation genau bekannt ist.* NLP-Anwendern ist sie wohlbekannt als sogenannte *Fast Phobia Cure.* Durch *doppelte Dissoziation* und Rückwärtslaufenlassen des imaginierten Films von der belastenden Situation wird die phobische Reaktion unterbrochen.

Der theoretische Hintergrund ist folgender:

Wenn man schlechte Gefühle aus einem vergangenen Ereignis wieder beleben möchte, sollte man es als assoziiertes Bild erinnern.

Man muss dort sein und mit seinen eigenen Augen sehen und im eigenen Körper nochmals fühlen, was damals war. Wenn man aber an eine Erinnerung auf dissoziierte Art und Weise zurückdenkt, indem man sich selbst in der Situation von außen anschaut, wird das Gefühl in der Gegenwart schwächer.

Das ist der entscheidende Faktor, der einem erlaubt, die schlechten Gefühle, die mit vergangenen Ereignissen gekoppelt sind, auszulöschen, sodass man aus der richtigen Perspektive darauf zurückschauen kann.

Anleitung:

1. *Setzen Sie zuerst für ihren Patienten einen starken Sicherheitsanker im Hier und Jetzt, indem Sie den Patienten assoziiert in eine angenehme Erfahrung hineingehen lassen, in der er sich stark, kompetent und absolut sicher gefühlt hat. Lassen Sie ihn dazu die Szene sehen, die Wörter hören und das sichere Gefühl erleben. Ankern Sie dieses sichere Gefühl kinästhetisch durch eine Berührung (die Hand halten oder die Schulter berühren) und stellen Sie sicher, dass Ihre Berührung ein Gefühl von Sicherheit gibt.*

2. *Bitten Sie den Patienten, sich vorzustellen, dass er in einem Kino oder vor dem Fernseher sitzt und zunächst auf der Leinwand oder dem Bildschirm ein unbewegtes Standbild sieht. Dann bitten Sie ihn, sich vorzustellen, wie er aus seinem Körper herausgeht und sich selbst von außen sieht, wie er die Leinwand betrachtet, zum Beispiel vom Vorführraum aus (= doppelt dissoziiert).*

3. *Bitten Sie den Patienten nun, in der Zeit zurückzugehen bis zur allerersten Situation, die die Flugangst ausgelöst hat. Er kann nun einen Film mit dem Titel »Das Ereignis« ablaufen lassen: von der Zeit kurz vor Beginn, als er noch in Sicherheit war, bis zu einem Punkt, als die unmittelbare Gefahr vorbei und er wieder in Sicherheit war. Der Patient sieht dies in einem zweifach dissoziierten Zustand und kann sich selbst dabei zuschauen, wie er auf der Leinwand noch einmal durch diese Erfahrung geht. Dies hält die nötige emotionale Distanz aufrecht. Außerdem kann er, wenn er es möchte, jederzeit die Submodalitäten der Bilder verändern:*

Er kann dabei eine imaginäre Fernbedienung in der Hand spüren und hat die totale Kontrolle: Er kann den Film dunkler, heller, kleiner, weiter entfernt sein lassen, um die Intensität der negativen Gefühle abzuschwächen. Von stereo auf mono, von hart auf weich usw. Er kann den Film mehrmals rückwärtslaufen lassen und dabei immer schneller laufen lassen (dadurch wird die Erinnerung dekonstruiert und damit die phobische Reaktion verhindert).

(4) Holen Sie Ihren Patienten immer wieder ins Hier und Jetzt zurück.

Wenn der Film vorbei ist, gratulieren Sie ihm dafür, dass er es zum ersten Mal wieder erlebt hat, ohne dabei in die alte Angst zurückzufallen.

(5) Nun stellt sich der Patient vor, wie er in die Leinwand hineingeht und sich selbst in der Situation all die Hilfe und Unterstützung und all den Mut gibt, die er braucht, um mit der Situation zurecht zu kommen.

(6) Nun gehen Sie noch in die Zukunft mit Ihrem Patienten – und er soll jetzt assoziiert auf den nächsten Flug gehen.

Fallbeispiel: Susi

Susi, eine 32-jährige Zahntechnikerin, war sehr reisefreudig, litt jedoch an »diffuser Flugangst, die ich schon immer gehabt habe«. Für ihre letzte Flugreise nach Spanien versorgte sie sich mit Medikamenten (einem Benzodiazepin), um ihre Ängste damit zu dämpfen. Sie schluckte die Tabletten, trank auch Alkohol »zur Beruhigung« an Bord und hatte danach einen regelrechten »Filmriss« (retrograde Amnesie, eine typische Nebenwirkung von bestimmten Benzodiazepinen). Ihre Erinnerung setzte erst wieder im Hotel am Urlaubsort ein, was sie noch mehr ängstigte und vollkommen verunsicherte. Den Rückweg nach Hause fuhr sie mit dem Zug, da sie vor dem Rückflug »einen absoluten Horror« hatte.

Susi kam auf Anraten einer Kollegin in meine Praxis, zeigte sich sofort für Hypnose interessiert und berichtete über ihr Problem. Alleine der Gedanke an das Fliegen war für Susi so entsetzlich, dass es ihr dabei die Tränen in die Augen trieb. Sie wollte aber auch nicht wissen, woher diese Angst kommt, »nicht in der Vergangenheit, der Kindheit, herumwühlen« (!), sondern »einfach nur ohne Angst fliegen können«.

Nach einer allgemeinen Tranceinduktion und Einführen des »sicheren Orts« bat ich sie, sich einmal vorzustellen, in einem Kino zu sitzen, in dem der Film Die Flugreise von Susi läuft.

Auch diese Vorstellung war fast unerträglich für sie, und so forderte ich sie auf, sich einige Reihen weiter hinten in das Kino zu setzen und auch die anderen Zuschauer von hinten zu beobachten, wie diese sich gerade den Film ansehen. Sie konnte sich sogar in den Vorführraum setzen, ganz hinten oben, von wo der Film ausgestrahlt wird (doppelte Dissoziation). Weiter forderte ich sie auf, die Farbstärke des Films mittels einer imaginären Fernsteuerung zurückzunehmen, wenn nötig auch auf schwarz-weiß. Sie konnte auch die Lautstärke regeln und sonst alles so verändern, dass es für sie stimmig ist. Das ermöglichte Susi, genügend Abstand vom Film zu bekommen und sich diesen einigermaßen entspannt anzusehen. Wir ließen den Film schnell bis an jenen Punkt vorlaufen, wo sie wieder in Sicherheit war – also aus dem Flugzeug ausgestiegen und am sicheren Boden des Flughafens. Diese Szene wurde zu einem Standbild eingefroren. Sie zeigte daraufhin eine entspannte und erleichterte Mimik, und auch die Körperhaltung wurde gelöster.

Als nächsten Schritt forderte ich sie auf, den Film mit doppelter Geschwindigkeit bis an jene Stelle zurücklaufen zu lassen, wo sie das Flugzeug noch nicht bestiegen hatte und noch in Sicherheit war. Diese Aufgabe wiederholte sie mehrmals mit zunehmender Leichtigkeit.

Nach einigen Durchgängen fragte ich sie, ob sie sich vorstellen könnte, in einem Flugzeug zu sitzen und eine Flugreise zu machen. Zögernd antwortete sie mir, dass das nun vielleicht kein Problem mehr für sie sei.

In Trance machten wir nun eine komplette Reise, vom Vortag bis zur Ankunft, und verankerten ein »Loslassen« in jeder Situation. Diese Trance wurde auf einen Tonträger für ihre Selbsthypnoseübungen zu Hause aufgenommen. (Die Anleitung »Flug erleben« finden Sie weiter unten.)

Von Susi erhielt ich einen klaren Arbeitsauftrag: Bewältigen eines künftigen Flugs, »ohne in der Vergangenheit, der Kindheit, zu wühlen«. Deshalb entschied ich mich für die Kino-Technik und eine Exposition (als Habituation) in Trance.

Als ich sie während der Vorbereitungen zu diesem Buch anrief, erzählte sie mir, dass sie zwar immer noch nicht geflogen sei und dies auch in nächster Zeit nicht vorhabe. Aber sie sei durch die Arbeit mit Hypnose (»Das entspannte Erleben eines Flugs in Trance war besonders beeindruckend«) und das Anhören der CD im Alltag so entspannt wie nie zuvor, und vor dem Fliegen hätte sie jetzt »keinen Horror mehr«.

Mentales Training (Habituation) in Trance als Vorbereitung für den Flug

Das Ziel der mentalen Vorbereitung ist die Synchronisation von gedanklichen Prozessen und ausgeführten Handlungen. Ein Verfahren, das im Sport zur Zielerreichung etabliert ist. Es ist ein konstruktives Anleiten, wobei sich der Klient die belastende Situation bildlich vorstellt und dank eingeübter Handlungsschritte erfolgreich durchstehen kann. *Das erwünschte Empfinden und Verhalten wird in viele kleine Schritte aufgelöst, deren Summe den Verlauf der Verhaltensänderung wiedergibt.* Die entspannte Ressource wird so durch die immer wieder innerlich geäußerten »Ich lasse los« des Patienten aufrechterhalten.

Sie können natürlich einen anderen Satz, der besser zum Patienten passt, verwenden. Oder auch nur ein einfaches »Ja«.

Basis dabei sind immer die Erinnerung und das Einüben von Coping-Strategien: Erstens, in den Bauch atmen und sich auf das Ausatmen konzentrieren und beim Ausatmen sagen »Ich lasse los«. Zweitens, sich einen guten Halt geben, indem man sich gut anlehnt. Drittens, auf alles achten, was man außen wahrnehmen kann.

Ich gehe dazu mit meinen Patienten in leichter Trance, während die Atmung dabei ruhig und gleichmäßig ist, den Tag und den Flug ganz genau durch, um nun alles noch einmal in Ruhe zu erleben: Hypnose ist eine Erlebnistherapie!

»Freeze« oder Standbild-Technik

Der Patient kann und soll mich dabei natürlich immer dann unterbrechen, wenn die Situation für ihn unerträglich wird! Dieser Moment wird dann zeitlich »eingefroren« und wie in Zeitlupe Sekunde für Sekunde bewältigt. Das ist der große Vorteil beim Erleben der Flugreise in Hypnose: *Der Patient kann den Augenblick höchster Not unter unserer unterstützenden Anleitung so lange aushalten, bis er ihn bewältigt hat. Immer und immer wieder, bis er die belastende Situation souverän meistert. In vivo ist das natürlich nicht möglich.*

Nehmen wir einmal an, der Patient hat die größte Angst vor dem Starten des Flugzeugs: Nun dauert ein Start des Flugzeugs aber nur wenige Minuten und kann nur einmal pro Flug erlebt werden; in Trance können und sollen Sie den Patienten Dutzende Male, und jedes Mal in *Zeitlupentempo*, den Start erleben lassen, bis er ihn ganz entspannt in Trance erleben kann.

Anleitung: Flug erleben (Habituation in Trance)

»Ich gehe jetzt mit Ihnen zusammen in Hypnose alle Situationen genau so durch ... wie Sie sich das wünschen ... Sie atmen ganz bewusst in den Bauch und beim Ausatmen sagen Sie zuerst laut und dann im Inneren nur für sich: ›Ich lasse los‹... ein ›Ich lasse los‹... mit dem man zum Ausdruck bringt ... dass alles in Ordnung ist ... Stellen Sie sich mit all Ihren Sinnen einmal vor ... Sie sind ganz stark und selbstbewusst ... Sie erleben alles nun mit all Ihren Sinnen ... vielleicht so ... wie diese Person ... die Sie kennen ... und schätzen ... die alles so souverän meistert ... nun der Vorabend ... dann die Nacht ... der

Morgen ... das Aufstehen ... Tagesbeginn ... Fahrt zum Flughafen ... Betreten des Terminals ... und ich lasse los ... Check-in-Schalter der Fluggesellschaft ... und ich lasse los ... Bordkartenkontrolle ... und ich lasse los ... Sicherheitskontrolle ... und ich lasse los ... ein Gefühl der Sicherheit ... alles wird hier für die Sicherheit getan ... Passkontrolle ... und ich lasse los ... Duty-free-Bereich ... und ich lasse los ... bis zum Abflug-Gate ... und ich lasse los ... hier jetzt eine Pause machen ... einen Platz wählen ... um sich ein paar Minuten lang Zeit zu nehmen für eine Atemübung ... und eine Körperentspannungsübung vor dem Flug ... nun Aufrufen des Flugs ... ich lasse los ... Betreten des Flugzeugs ... ich lasse los ... freundliche Flugbegleiter ... die mich empfangen ... auf der Bordkarte den Sitzplatz finden ... und ich lasse los ... das Gepäck verstauen ... und ich lasse los ... es wird ein wenig gedrängelt ... das ist normal ... ich lasse los ... den Sitzplatz einnehmen ... sich gut in den Sitz reinfallen lassen ... ganz entspannt reinfallen lassen ... ich lasse los ... anschnallen ... ich lasse los ... auf das Ziel freuen ... alle Details im Flieger genau wahrnehmen ... die Farben ... die Formen ... die Mitreisenden betrachten ... ich lasse los ... sollten jetzt negative Gedanken auftauchen, sofort: Gedankenstopp und zum sicheren inneren Ort gehen ... locker und entspannt sitzen ... ich lasse los ... Atemübung machen ... auf das Ausatmen konzentrieren ... Ansagen des Flugpersonals anhören ... Sicherheitsvorführung ansehen ... alles zu deiner Sicherheit ... Fliegen ist das sicherste Fortbewegungsmittel auf dieser Welt ... ich lasse los ... die Triebwerke werden angelassen ... ich lasse los ... dadurch wird kurz die Stromversorgung unterbrochen ... ich lasse los ... man hört ein Klackgeräusch ... ich lasse los ... Pushback des Flugzeugs ... ich lasse los ... Rollen des Flugzeugs am Boden ... es rumpelt über die Straße ... ich lasse los ... Hören auf das monotone Geräusch der Triebwerke ... ich lasse los ... der beruhigende Gedanke ... dass ein Flugzeug dazu gebaut wurde ... wie ein Vogel ... ganz elegant ... und majestätisch durch die Lüfte zu fliegen ... egal ... welches Wetter ... ich lasse los ... Aufheulen der Triebwerke ... ich lasse los ... Vibrieren des ganzen Fliegers ... wie vor Aufregung ... endlich in die Luft zu kommen ... ich lasse los ... Start ... ich lasse los ... Beschleunigung ... ich lasse los ... Dahinrumpeln der Räder auf der Startbahn ... ich lasse los ... sich richtig entspannt und schwer in den Sitz reindrücken lassen ... die Hände ganz locker auf den Oberschenkeln ablegen ... Atemübung ...

ich lasse los ... das Flugzeug hebt ab ... ich lasse los ... Steigflug ... ich lasse los ... ganz normale Geräusche wie das Rumpeln der Fahrwerke beim Einfahren ... ich lasse los ... der Druck in den Ohren wird größer ... ich lasse los ... die Startklappen werden eingezogen ... ich lasse los ... die Triebwerke werden leiser ... ich lasse los ... Wackeln des Fliegers beim Durchfliegen der Wolken ... so wie wenn ein Auto über ein Kopfsteinpflaster fährt ... das Flugzeug wurde für das Fliegen gebaut ... Entspannung ... Genießen des Ausblicks aus dem Fenster ... ich lasse los ... Anschnallzeichen gehen mit einem Gong aus ... ich lasse los ... blauer Himmel ... Genießen des eigenen Erfolgs ... den Service genießen ... ich lasse los ... ›Trinken Sie einen Saft oder Wasser‹ ... ich lasse los ... ruhig atmen ... Atempause machen wie geübt ... aufkommende Nervosität ist ganz normal ... ich lasse los ... weiteratmen ... wohlfühlen ... auch wenn das Flugzeug mal wackelt ... ich lasse los ... Ansagen des Piloten oder der Pilotin ... ich lasse los ... Bordverkauf ... ich lasse los ... weitere Ansagen ... Bordunterhaltung ... ich lasse los ... Sitzbedienung ... Verringerung der Geschwindigkeit ... ich lasse los ... Einschalten der Anschnallzeichen mit einem Gong ... ich lasse los ... Einleiten des Sinkflugs ... ich lasse los ... Landeklappen werden geräuschvoll ausgefahren ... ich lasse los ... dann die Fahrwerke ... ich lasse los ... das Flugzeug senkt seine Nase nach vorne ... ich lasse los ... innerlich an den sicheren Ort gehen ... ich lasse los ... Aufsetzen des Flugzeugs ... ich lasse los ... Rumpeln auf der Landebahn ... ich lasse los ... Aufheulen der Triebwerke durch den Umkehrschub ... ich lasse los ... starkes Abbremsen ... ich lasse los ... Abschiedsansage ... ich lasse los ... Ausschalten der Anschnallzeichen ... jetzt Stolz ... Glück und Freude ... genießen!«

Traumarbeit

C. G. Jung (1954) verstand das Träumen als natürlichen Prozess, der Unbewusstes und Bewusstes in Synthese bringt. Der Traum kann als »innerer Heiler« verstanden und aktiviert werden (De Benedittis 1999). Das Induzieren eines Lösungstraums als posthypnotischer Auftrag und damit das Verändern negativer hypnotischer und nächtlicher Alpträume in positive Lösungsträume wirkt ungemein heilend auf viele Patienten. Positive psychische Erfahrungen wie die hypnotischen Ich-Stärkungen initiieren Angstlösungsträume und fördern die Heilung.

Bitten Sie den Patienten von Anfang an, auf seine Träume zu achten und sie aufzuschreiben.

Anleitung: Traumarbeit als posthypnotische Suggestion

»Und später heute ... wenn Sie schlafen ... und auch wenn Sie sich später nicht daran erinnern werden ... vielleicht werden Sie sich wundern ... wenn Sie heilende Antworten ... im Traum erhalten werden ... oder vielleicht werden Sie ganz neue Wege gehen ... und neu dazulernen ... wie Sie mit dem Stress in Ihrem Leben besser umgehen können ... und innere Ressourcen entdecken ... die Ihnen dabei helfen werden ...«

Und mit ideomotorischer Bestätigung:

»Und wenn das Unbewusste bereit ist, heute Nacht und in den nächsten Nächten zu diesem Thema hilfreich zu träumen, kann sich jetzt der JA-Finger heben!«

Eine paradoxe Intervention

Empfehlungen, wie auch Sie mit an Sicherheit grenzender Wahrscheinlichkeit in kürzester Zeit (Flug-)Angst bekommen werden:

- Trinken Sie so viel Kaffee mit so viel Zucker wie nur möglich.
- Trinken Sie Alkohol zum Exzess, und schlucken Sie alle möglichen Tabletten.
- Machen Sie ja keinen Sport, und stellen Sie am besten jede Art von Bewegung komplett ein.
- Ernähren Sie sich ausschließlich mit nährstoffarmem Fastfood.
- Treffen Sie sich nicht mehr mit Freunden und wohlwollenden Verwandten.
- Unterhalten Sie sich nur mit Menschen, die zum Dramatisieren neigen.
- Suchen Sie sich in der Literatur und im Internet alles raus, was es an Berichten über Flugzeugunglücke gibt.
- Achten Sie in Ihrem Leben prinzipiell auf alles, was schiefgeht.
- Fokussieren Sie überhaupt nur auf das Negative in jeder Situation.
- Hören Sie auf zu lachen, und vermeiden Sie Humor, wo es nur geht.

– Lesen, schauen und hören Sie nur Katastrophengeschichten und -filme.
– Führen Sie innere Dialoge, die sich ausschließlich um Sorgen drehen.
– Setzen Sie sich nur unrealistische Ziele.
– Verdrängen Sie alle Ihre Probleme.

Zehn Wege zu mehr Resilienz[3]

1. Den Blick in die richtige Richtung lenken: Belastende Situationen lassen sich nicht verhindern, die persönliche Art und Weise, darauf zu reagieren, schon.
2. Trauen Sie sich etwas zu und entwickeln Sie Vertrauen in Ihre Fähigkeit, Probleme zu lösen.
3. Pflegen Sie Kontakte zu Familienmitgliedern und Freunden, die Ihnen guttun.
4. Halten Sie sich geistig und körperlich fit.
5. Setzen Sie sich realistische Ziele.
6. Akzeptieren Sie, dass Veränderungen zum Leben gehören.
7. Treffen Sie aktiv Ihre Entscheidungen.
8. Lernen Sie aus Krisensituationen.
9. Behalten Sie eine langfristige Lebensperspektive.
10. Bleiben Sie immer optimistisch.

---

3 Quelle: American Psychological Association, www.apahelpcenter.org

4. Kinder als Flugreisende

Manche Fluglinien unterhalten einen Betreuungsdienst für allein reisende Kinder. Mit der Deutschen Lufthansa beispielsweise absolvieren an die 70.000 Kinder jährlich als sogenannte UM (Unaccompanied Minor) einen Flug alleine. Außerdem gibt es schon einen Vielflieger-Club für Kinder, die sogenannten Jet Friends – mit tollen Veranstaltungen und Sonderreisen wie beispielsweise zum Disneyland.

Immer noch und nicht umsonst ist der Beruf eines Piloten oder eines Flugbegleiters bzw. einer Flugbegleiterin eines der beruflichen Traumziele junger Menschen. Zehntausende Kinder sind ganz selbstverständlich und mit großer Begeisterung jährlich in Flugzeugen unterwegs. *Wenn die Bezugspersonen entsprechende Vorbilder sind, also Halt geben und Sicherheit vermitteln, macht Kindern das Fliegen großen Spaß und wird als echtes Abenteuer erlebt.* Überbehütete oder vernachlässigte Kinder können das Fliegen leider nicht so genießen, bedeutet es doch für sie meistens Stress statt Vergnügen. Angst vor der Trennung von geliebten Bezugspersonen ist meistens das zentrale dahinterliegende Thema und nicht die eigentliche Angst vor dem Fliegen. In solchen Fällen müssen wir als Therapeuten die Bezugspersonen auch auffordern, dem Kind diese Trennungsangst zu nehmen!

Bei Kindern wird eine Reihe von Ängsten meist als normales Durchgangsstadium in der Entwicklung verstanden, z. B. Angst vor Hunden oder vor zu schnellen Bewegungen (Dörner 2002) oder eben auch vor dem Fliegen.

Ein fester Bestandteil meiner hypnotherapeutischen Behandlung von Flugangst bei Kindern ist eine von der Verhaltenstherapie entlehnte Intervention der In-sensu-Desensibilisierung:

Im Zustand hypnotischer Entspannung kann sich das Kind ganz sicher und geborgen fühlen, und von diesem sicheren Ort aus geht es zusammen mit seinem Krafttier und anderen hilfreichen Wesen ganz spielerisch und dabei sachte in die belastenden Situationen hinein. Nach und nach lernt das Kind, dass es sich auch da, wo früher Angst die Situation prägte, ganz souverän bewegen kann.

Immer hilfreich als hypnotherapeutische Intervention bei Kindern und Jugendlichen ist die Frage: »Stell dir einmal vor, eine gute Fee/ein Zauberer käme jetzt zur Tür herein und du hättest drei Wünsche offen. Was würdest du dir wünschen?«

Das Fokussieren auf die Wünsche wirkt ganz automatisch als Tranceinduktion und ist gleichzeitig ziel- und lösungsorientiert. Man kommt weg vom Problem und hin zu gewünschten Erlebnisweisen, die sofort in hypnotischer Trance erfahrbar werden: »Vorstellungskraft ist eine Art Zauberkraft, und du kannst jetzt in deiner Vorstellung alles so gestalten, wie du es gerne möchtest ...«

Anleitung: Finden des Krafttiers mit Kindern

Detaillierte Anleitungen zur hypnotherapeutischen Arbeit mit dem Krafttier finden Sie bei Charlotte Wirl (2000).

Kinder fläzen sich gerne auf eine bequeme Decke, sind in der Trance meistens sehr aktiv und lebendig, halten manchmal auch ihre Augen offen und lieben es, zusammen mit dem Therapeuten die Geschichte kreativ und spielerisch neu zu gestalten. So finden sie an ihrem Fantasieort ihr Krafttier in der Regel ganz schnell, berühren es, bewegen sich mit ihm und unterhalten sich gut, malen es dann und tanzen es auch, und wir überlegen dann gemeinsam, wie das Krafttier helfen kann, stärker und sicherer zu werden.

Dann findet man in einer magischen Landschaft einen zauberhaften Teppich, einen fliegenden Teppich. Und das Kind kann erleben, wie es als Pilot den Teppich steuert und, wohin es möchte, mit ihm fliegt und die tollsten Abenteuer erlebt!

Für Kinder, die sich und ihre Gefühle gerne über das Medium Zeichnen ausdrücken, eignet sich die folgende Technik gut:

Anleitung: Maltherapie mit Kindern

Ein großes Blatt wird in sechs Felder unterteilt.

In das erste Feld malt das Kind seine Angst als Figur oder Symbol.

In das zweite Feld kommt eine Helfergestalt, die das Kind mag und spannend findet.

Mit dieser Helfergestalt trifft sich das Kind im dritten Feld. Dort wird überlegt, was die Angstfigur als Unterstützung brauchen könnte.

Diese Unterstützung kommt ins vierte Feld.

Im fünften Feld bekommt die Angstfigur diese Unterstützung und verändert sich dadurch.

Im letzten Feld malt sich das Kind selbst, wie es ihm jetzt nach dieser Veränderungsarbeit geht.

Bei der Arbeit mit Kindern ab ca. 5 Jahren arbeite ich zusätzlich besonders gerne mit Geschichten und Metaphern, z. B. der Löwengeschichte (Trenkle 2005) und anderen schönen Fantasiereisen, in denen sich die Kinder mit den Protagonisten identifizieren und Lösungen ihrer Probleme erleben können.

Durch meine Qualifikation als Allgemeinmediziner und die Ausbildung in klinischer Hypnose verwende ich hypnotherapeutische Methoden im Rahmen eines umfassenden Diagnose- und Behandlungsansatzes von Störungsbildern, mit denen ich mich gut auskenne. Gerade, was die Behandlung von Kindern betrifft, möchte ich betonen, dass ich der Empfehlung von Karen Olness und Daniel P. Kohen (2006) folge und mit erfahrenen Kindertherapeuten zusammenarbeite, an die ich gegebenenfalls überweisen kann, wenn mich die Situation überfordern sollte.

Fallbeispiel: Marie

Marie war die 13-jährige einzige Tochter eines Managers, der für seine international tätige Firma ein Jahr nach China ging, und einer Professorin, die für einen Lehrauftrag zur gleichen Zeit in Wien tätig war. Die Familie einigte sich darauf, dass Marie ein halbes Jahr bei der Mutter und dann ein halbes Jahr beim Vater wohnen würde. Marie war schon oft mit ihren Eltern gemeinsam geflogen und hatte nie Angst vor dem Fliegen gehabt. Nun aber sollte sie zum ersten Mal alleine von Wien nach Peking fliegen und fürchtete sich so sehr davor, dass ich von der Familie kontaktiert wurde. Wir organisierten gemeinsam den Flug: Als sogenannte UM (Unaccompanied Minor) würde sie vom Betreuungsdienst der Lufthansa in Wien übernommen und bis zum Vater begleitet werden, der sie in Peking am Flughafen abholen würde. Marie kam gemeinsam mit ihrer Mutter in die Praxis, und ich konnte im Gespräch feststellen, dass es sich bei ihrer Symptomatik um eine für dieses Alter recht typische Trennungsangst handelte. Auf Befragen, wo sie sich denn jemals besonders sicher und wohlgefühlt hatte, antwortete sie glücklich lachend: »Im Urlaub mit meinen Eltern am Meer!«

Ich schlug vor, mit ihr und ihrer Mutter gemeinsam eine geführte Fantasiereise zu machen und diese auch gleich aufzunehmen und auf ihren iPod zu überspielen. Dann hätte sie während des Flugs ihre Urlaubserlebnisse jederzeit parat und könnte sich auf die Begegnung mit ihrem Vater in China freuen. Sie willigte ein, wir machten die Trance und nahmen sie mit Meeresrauschen als Hintergrundgeräusch auf. Mutter und Tochter verließen nach dieser Imaginationsreise ganz gelöst die Praxis. Zwei Wochen später erhielt ich eine Karte aus Peking: »Der Flug zum Papa war ganz wunderbar!«

Hier die Abschrift der Fantasiereise:

»Am Meer mit den Eltern ... schließe deine Augen ... spüre ... wie dein Körper schwer auf der Unterlage liegt ... schwer ... immer schwerer ... spanne jetzt alle deine Muskeln an ... Spannung ... dein ganzer Körper ist angespannt ... jetzt entspanne dich wieder ... alle Muskeln werden schlaff und schwer ... spüre, wie dein ganzer Körper loslässt ... sich entspannt ... völlig entspannt ... völlig ruhig ...

dieses wohlige Gefühl durchströmt deinen ganzen Körper ... Dein Atem ist ruhig und gleichmäßig ... mit jedem Atemzug sinkst du tiefer ... und tiefer ... in einen Zustand völliger Entspannung ...

mit jedem Atemzug ... tiefer und tiefer ... stelle dir jetzt vor ... du stehst an einem Strand ... deine Eltern bei dir ... warmer ... angenehm weicher Sand unter deinen Füßen ... vor dir schimmert das Wasser des Meeres ... kristallklar ... unendlich weit ... und in der Ferne scheint angenehm warm die Sonne ... färbt den Himmel purpurrot ... du gehst jetzt langsam ein paar Schritte weiter ... hörst das Lachen deiner Eltern ... spürst, wie das warme Wasser des Meeres sanft deine Füße umspült ... warm ... ganz sanft ... umspülen die leichten Wellen deine Füße ... ein leichter ... angenehmer Wind weht vom Meer herüber ... spüre ... wie er deinen Körper streichelt ... höre die Stimmen deiner Eltern ... vielleicht riechst du auch den Geruch des Meeres ... den der Wind mit sich bringt ... der Sand unter deinen Füßen ist warm ... gibt nach ... und passt sich dir an ... lege dich jetzt auf den Rücken ... in den weichen Sand ... das flache ... angenehm warme Wasser ... mache es dir so bequem wie möglich ... du fühlst dich wohl ... so glücklich, wie schon lange nicht mehr ... voller Harmonie ... deine Eltern ... winken dir zu ... es ist so schön ... die Zeit gemeinsam im Urlaub zu verbringen ... lass die Wolken über dir hinwegziehen ... schwerelos ... ganz leicht ... und auch deine Gedanken ... lass sie einfach vorüberziehen ... schwerelos ... einfach ziehen ... dein Körper liegt jetzt auf dem weichen Sand und wird umspült vom tragenden warmen Wasser des Meeres ... es umspielt deinen ganzen Körper ... du fühlst dich wohl ... dein Körper bewegt sich leicht im Rhythmus der sanft heranrollenden Wellen ... gib dich diesem Rhythmus ganz hin ... lass dich treiben ... Welle für Welle ... treiben lassen ... loslassen ... im Rhythmus der Wellen ... sanft getragen ... du spürst jede Welle ... die sanft vom Wind herangetragen wird ... dich umspült und wieder in die Weite des Meeres zurückfließt ... sanft ... aber unaufhaltsam und beständig ... ich zähle jetzt ganz langsam ... ruhig ... von 10 bis 1 ... mit jeder Zahl fühlst du dich leichter ... unbeschwert ... getragen ... Welle für Welle ... Zahl für Zahl ...

lass dich treiben ... schau in dich hinein ... lass deine Gedanken ... deine Gefühle ... einfach fließen ... vorüberziehen ... schau tief in dich hinein ... was dir unangenehm ist ... was dich tief in deinem Innern belastet ... Gedanken ... Sorgen ... werde dir dessen bewusst ... und übergib es dann der sanften Kraft der Wellen ... die Wellen nehmen es mit sich ... zurück in das weite unendliche Meer ...

bei 1 wirst du befreit sein von allem, was dich tief in deinem Innern belastet ... lass es heraus ... einfach fließen ... Welle für Welle ... in die Weite des Meeres ...

10 ... Spüre die Wellen ... gib dich ihrem Rhythmus hin ...

9 ... Welle für Welle ... Zahl für Zahl ...

8 ... lass dich treiben ... lass es einfach geschehen ...

7 ... schau tief in dich hinein ... lass alles Belastende fließen ... herausfließen mit den Wellen ...

6 ... Welle für Welle ... Welle für Welle ...

5 ... umspült deinen Körper ... nimmt mit ... was dich tief in deinem Innern belastet ... lass es einfach heraus ...

4 ... du fühlst dich wohl ... ganz leicht ... immer leichter ...

3 ... Welle für Welle ... bringt nun heran ... was du brauchst ...

2 ... du bist entspannt ... befreit ... voller Freude ...

1 ... du fühlst dich jetzt wohl ... völlig entspannt ... gestärkt ... voller Freude

... sanft trägt dich das Wasser ... warm ... sanft umspült es dich ... während du im weichen Sand liegst ... und deine Eltern um dich weißt ... genieße dieses vollkommene Gefühl der Harmonie ... schwerelos ... ganz leicht ... gib dich diesem angenehmen Gefühl völlig hin ... noch viel Zeit mit den Eltern im Urlaub verbringen zu können ...

es durchströmt angenehm wohl deinen Körper ... während du noch eine Weile am Strand ruhst ... bis du bereit bist ... wieder in das Hier und Jetzt zurückzukehren ...«

Marie hatte keine Flugangst im eigentlichen Sinne. Es war vielmehr eine Angst, von den Eltern getrennt zu sein und davor, alleine reisen zu müssen. Die gute Organisation durch den Betreuungsdienst der Lufthansa und eine ich*stärkende* Fantasiereise, die sie jederzeit via iPod zur Verfügung hatte, ermöglichten ihr eine problemlose Flugreise zum Vater.

5. Traumatherapie

In diesem Kapitel finden Sie Interventionen für das explizite Ziel des Patienten, die früher zurückliegenden, eventuell traumatischen Ursachen seiner Flugangst zu bearbeiten und aufzulösen.

5.1 Grundlagen

Die Erfahrung lehrt, dass die Anwendung dieser differenzierteren Techniken nur bei einem kleineren Teil der Patienten nötig ist.

Manchmal aber kommt jemand »nur« wegen seiner Flugangst zur Hypnosetherapie, und plötzlich steht eine ganze Familientragödie im Raum. Dann besteht oft der klare Arbeitsauftrag, hinter die Kulissen der Flugangst zu blicken.

Um den Bedürfnissen des Patienten gerecht zu werden, bieten sich besonders Techniken an, die den eigenen, unbewussten Suchprozess in Gang bringen, der befriedigende Antworten liefert. Mithilfe von verschiedenen hypnotherapeutischen Techniken wird dann im Anschluss daran gearbeitet, das Geschehen durch Rückbesinnung auf die eigenen Ressourcen oder das Schaffen neuer Ressourcen auf eine neue Art zu bewältigen und dies sogar auf körperlicher Ebene verändert (idealerweise völlig symptomfrei) zu erleben.

Die hier beschriebenen Interventionen und Techniken sind unter anderem Einzelelemente der sogenannten Hypnoanalyse: Hierbei handelt es sich um ähnliche, aber doch unterschiedliche psychotherapeutische Ansätze, die Hypnosetechniken und psychoanalytische Methodik sowie Theorie miteinander verbinden. Die Unterschiede in den Therapieansätzen bestehen vor allem darin, welcher der beiden Pole in der Arbeit stärker fokussiert wird.

Die Wirkung der Hypnoanalyse liegt in ihrer ursächlichen Ausrichtung begründet: Anstatt symptomatisch orientiert zu arbeiten, will der Hypnoanalytiker zusammen mit dem Klienten die Wurzeln für ein bestimmtes Problem finden. Durch ein Auflösen der Ursache sollen eine Katharsis und eine Neuintegration bewirkt werden, gewissermaßen ein seelischer Reinigungsprozess.

Verhalten beruht auf Gedächtnisinhalten. *Verändere ich Gedächtnisspuren, so verändere ich auch das Verhalten.* Dieser vor einiger Zeit noch revolutionäre Gedanke gehört heute zur klinischen Erfahrung in unserer Hypnosepraxis. Wir wissen, dass Gedächtnisinhalte durch übliche verbale Interaktion aufgrund des mangelhaften zustandsabhängigen Wiedererinnerns kaum oder gar nicht verändert werden. Eine erfolgreiche Erinnerung und Veränderung sind dann möglich, wenn der Kontext oder große Teile des ursprünglichen Kontexts der Kodierung in Realität oder in der Vorstellung wieder hergestellt werden. Auch der funktionelle Körper- und Hirnzustand und der emotionale Zustand gehören zum Einprägungskontext (»State Dependent Learning«), weshalb Hypnose die beste Voraussetzung dafür ist, diese Zustände in Trance wieder aufleben zu lassen (»State Dependent Recall«) und dann erst (und nur dann) erfolgreich verändern zu können (Koukkou 1998; Bauer 2003).

Voraussetzung für die Arbeit und zur Vorbereitung des Klienten ist das Schaffen einer *Atmosphäre der Sicherheit, der Stabilität und der Motivation*. Dies gewährleistet für unseren Patienten eine maximale Kontrolle über den Behandlungsverlauf. Das therapeutische Angebot sollte als Dienstleistung wahrnehmbar sein, bei der der Auftraggeber bestimmt, was wann wie inhaltlich geschieht.

Der Therapeut stellt seine Fähigkeiten zur Verfügung und berät und informiert den Patienten über das geeignete Vorgehen und ist verantwortlich für den Prozess der Therapie.

Alle Interventionen können je nach Kontext und Situation einzeln oder in Kombinationen verwendet werden.

Bitte achten Sie mehr auf eine gelungene Kommunikation und Interaktion mit dem Klienten als auf eine exakte Anwendung von Techniken, und vertrauen Sie auf die inneren kreativen Prozesse im Klienten!

Erinnern Sie sich selbst und den Klienten immer wieder daran, dass der Fokus einer guten Traumatherapie nicht auf das Trauma an sich gerichtet ist, sondern darauf, dass und wie der Klient »es« überlebt hat!

Schon alleine die Tatsache, dass der Patient bei uns in Therapie ist, bedeutet, dass er »es« überstanden hat und ist Beweis seiner psychischen Kompetenz und Resilienz!

Bei der Erforschung und Behandlung von Ursachen einer Angstsymptomatik muss man sich mit der *Psychotraumatologie* auseinandersetzen. Ein Psychotrauma ist eine seelische Wunde, die auf einzelne oder mehrere Ereignisse zurückgeht, bei denen im Zustand von extremer Angst und Hilflosigkeit die Verarbeitungsmöglichkeiten des

Individuums überfordert waren. Solch ein traumatisierendes Ereignis führt bei etwa 20 % der Betroffenen zu offensichtlichen posttraumatischen Belastungsstörungen.

Posttraumatische Belastungsstörungen sind ein lange bekanntes und gut beschriebenes Krankheitsbild. Die drei diagnostischen Kriterien sind:

1. *Einbrüche von Traumamaterial in den Alltag (Intrusionen),*
2. *Vermeidung (Avoidance) und*
3. *Übererregung (Hyperarousal).*

Bei den wesentlich häufigeren komplexen posttraumatischen Belastungsstörungen kommen formal noch dissoziative Störungen hinzu, die allerdings mit den genannten drei Kriterien in unmittelbarem Zusammenhang stehen. Unter Intrusionen fallen auch die sogenannten *Flashbacks.* Dabei kommt es u. U. noch Jahrzehnte nach dem Ereignis zu sich aufdrängenden extrem unangenehmen Wiedererinnerungen an das Ereignis, so als laufe es wie in einem Film noch einmal ab.

Auch in Träumen kann sich die intrusive Symptomatik widerspiegeln. Die Vermeidung ist dadurch gekennzeichnet, dass die Person Dinge, Situationen, Themen und sogar Gefühle, die an das Trauma erinnern, bewusst und unbewusst unterdrückt. Die psychovegetative Übererregung, wie starke Angst, Beklemmung und Schreckhaftigkeit zusammen mit körperlichen Symptomen, gehören zum Symptomenkomplex Hyperarousal.

Die Auswirkungen eines traumatischen Ereignisses hängen sowohl vom Ereignis als auch von den Verarbeitungs- und Bewältigungsmöglichkeiten des betroffenen Individuums ab.

Daher entwickeln sich unterschiedlichste Störungsmuster. In der Resilienzforschung wird untersucht, welche persönlichen Schutzfaktoren und Fähigkeiten eine Bewältigung extremer Ereignisse erleichtern, denn: *Es ist nicht das Ereignis, das traumatisierend wirkt, sondern dessen Verarbeitung!*

Aus der inzwischen auch neurophysiologisch untermauerten Erkenntnis, dass traumatisierte Menschen eine von anderen psychologischen Störungsbildern deutlich verschiedene Dynamik und Physiologie aufweisen, haben sich u. a. auch Methoden entwickelt, die speziell der Traumabehandlung dienen. Letztlich ist das gemeinsame Ziel, zu einer geordneten Verarbeitung des Traumas bzw. der Traumata zu kommen und dadurch die traumatypischen Symptome entweder zu begrenzen bzw. zu kontrollieren oder aufzulösen.

Warum eignet sich Hypnose so gut zur Traumatherapie? Hypnose nutzt tiefere Schichten der Psyche durch die Verwendung von inneren Bildern, traumähnlichen Verarbeitungswegen und der Arbeit mit inneren Teilen und Aspekten. Dadurch kommt es psychisch zu einer tiefen Ebene der Verarbeitung und Integration.

5.2 Musiktrance und bilaterale akustische Hirnstimulation

> *»Jede Krankheit ist ein musikalisches Problem,*
> *die Heilung eine musikalische Auflösung.«*
> Novalis

Aufgrund meiner Ausbildung in Klavier und Gesang am musischen Gymnasium in Salzburg und meiner großen Musikbegeisterung arbeite ich oft mit musiktherapeutischen Interventionen, möchte aber betonen, dass man keine fundierte Ausbildung braucht, um Musik effektiv einzusetzen!

Es gibt keinen Zweifel darüber, dass verschiedene Geräusche und Musik unsere Gefühle beeinflussen: Langsame Barockmusik kann uns entspannen, das »Et incarnatus est« aus der romantischen Es-Dur-Messe Schuberts zum Weinen bringen, der Auftakt eines Streichquintetts von Dvořák Gänsehaut verursachen, andere Melodien und Geräusche lassen es uns kalt den Rücken hinunterlaufen, wiederum andere können uns anregen, energetisieren, aufwühlen, »den Nerv töten« usw.

Viele Kulturen der Welt verwenden seit Ewigkeiten Musik zur Tranceinduktion bei Heilritualen. Die Musiktherapieforschung (Campbell 1997) hat schon lange nachgewiesen, dass heilsame Klänge den körpereigenen Stresshormonspiegel reduzieren, die Immunfunktion verbessern und sogar die Endorphinproduktion ankurbeln. Es gibt mittlerweile viele Studien über die Wirkung der Musiktherapie zur Behandlung von Angststörungen, Schlaganfällen, Morbus Parkinson, Alzheimer-Erkrankung, Wundheilung, nach Operationen, Depression usw. Außerdem fördert rhythmische Musik die Synchronisation verschiedener Körperprozesse wie die Atmung, Herzfrequenz, Verdauung und Hirnströme.

An den Hirnstromableitungen des EEG (Elektroenzephalogramm) kann man schön sehen, dass und wie das Gehirn auf Musiktherapie reagiert: Rechte und linke Hemisphäre kooperieren unter Musikeinfluss besser. Traumata werden rechtshemisphärisch, also unbewusst, abgespeichert. Damit uns etwas bewusst werden kann, muss es linkshemisphärisch abrufbar werden. Experimente mit dichotischem Hören bestätigen, dass unter hypnotischer Trance signifikant größere Anteile über die rechte Hemisphäre verarbeitet werden (De Pascalis 1999). Das erklärt das Ganzheitsempfinden während einer Musiktrance.

Ich verwende in meiner Therapiearbeit einerseits Naturgeräusche wie Regen und Wellen, andererseits Klänge und Melodien von Instrumenten mit natürlichen Frequenzmustern, die die Heilung durch Meditationsvertiefung fördern, wie die Ocean Drum, das Monochord, die Trommel, die Flöte, tibetische Klangschalen, Klavier und Didgeridoo. Die Töne induzieren eine Trance, die den Erlebenden in einen klangspezifischen Erfahrungsraum leitet.

Analog den Archetypen C. G. Jungs existieren Klangarchetypen im Sinne energetischer Urmuster und Urkräfte. Sprachlich schwer beschreibbar erlebt man in musikalischer Trance Phänomene wie »ozeanische Selbstentgrenzung« oder »visionäre Umstrukturierung«. Auf subtile und unbewusste Weise erinnern uns diese Klänge daran, wie es ist, in Harmonie mit uns selbst, unserem Körper, der Erde und den Mitmenschen zu leben.

Das zentrale Element ist ein Sich-wieder-eingebunden-Fühlen in etwas Umfassendes, Übergeordnetes, tiefes inneres Verstehen der eigenen Geschichte, Verständnis für die eigene Biografie.

Musik-Erleben hat echte mystische Qualität. Heilsame Musik stärkt die Seele und macht dabei immun gegen Angst.

Musiktherapie ist außerdem günstig, und es macht Freude, sei es beim Erlernen eines Instruments, beim Singen oder als Zuhörer.

Ermutigen Sie doch Ihre Patienten, sich mehr mit Musik zu beschäftigen, zu singen und herauszufinden, welche Klänge ihnen persönlich guttun!

Anleitung: Musiktrance

Nach einer Gesprächsphase und der Tranceinduktion spiele ich entweder die Töne über die Musikanlage ab oder spiele selbst das Instrument. Während der Klangphase von wenigen

Minuten bis zu einer halben Stunde streue ich Suggestionen wie etwa

»Kraft, Mut, Zuversicht, eins werden mit der Welt, sich tragen lassen von etwas Größerem«

oder Ähnliches ein.

Es geht unmittelbar nach der Trance nicht um Verstehen, nicht um das Durcharbeiten des Tranceinhalts und nicht darum, eine Linderung des Leidens im Alltag zu finden. Vielmehr geht es um die Vertiefung und Integration eines grundsätzlichen Gefühls des Getragenseins, des Eingebundenseins in ein größeres Ganzes, des Urvertrauens und der Selbstkompetenz. Diese Grunderfahrung ist während eines therapeutischen Verlaufs in visionärer Weise Neubeginn und Kraftquell für die Fortführung von Leben und Therapie und den Umgang mit dem Leiden (Rüegg 2007).

Äußerst effektiv ist auch der Einsatz von Tönen als Reprocessing-Methode zur bilateralen Hirnstimulation während der Trance (s. Kap. 5.3).

Ich verwende dabei eine vom EMDR-Standardprotokoll abweichende, vereinfachte Technik, die sich besonders gut bei traumainduzierten Flugphobien anwenden lässt und die als bilaterale Stimulation akustische Reize einsetzt.

Fallbeispiel: Ursula

Als Managerin in der Pharmaindustrie war Ursula eine Vielfliegerin, sie pendelte zwischen Basel und Wien und hatte vorher nie Flugangst gehabt, bis Folgendes geschah:

Sie befand sich an Bord eines Jets, wieder einmal auf dem Weg von Basel nach Wien, als der Pilot eine Durchsage machte: Er war vom Tower in Basel informiert worden, dass man nach dem Start auf der Piste Reifenteile gefunden hatte, die nicht eindeutig zuzuordnen waren. Deshalb müsse man in Wien einen sogenannten »Low pass« absolvieren, d. h. einen Überflug über der Landebahn in niedriger Höhe, damit ein Techniker vom Boden aus erkennen kann, ob ein Reifen fehlt. Hier begann sich in Ursula schon ein mulmiges Gefühl auszubreiten. In Wien konnte der Techniker nicht erkennen, ob ein Reifen fehlte, worauf zur Sicherheit die Passagiere auf eine Notlandung vorbereitet wurden. Doch der Jet landete schließlich ganz normal – es fehlte kein Reifen.

Vorerst schien alles in Ordnung zu sein. Nach vier Wochen kam sie zu mir in die Praxis, da sie zunehmend unter Schlafstörungen litt, die sie regelrecht terrorisierten: Nach ca. 3–4 Stunden Schlaf schreckte sie schweißgebadet aus dem gleichen Albtraum auf: Sie träumte von einer katastrophalen Bruchlandung.

Ich entschied mich in diesem Fall für eine Musiktrance inklusive Neubearbeitung des traumatischen Erlebens durch bilaterale akustische Hirnstimulation:

Nach der Gesprächsphase und stabilisierenden Übungen mit Aufklärung, Rapportherstellung, Vertrauensbildung und einer geführten Entspannungsübung mit Etablierung des »sicheren Orts« (hier ein imaginierter Spaziergang in Ursulas Lieblingsgegend), schloss sich das Verarbeiten der Erinnerungen an die konditionierenden Erlebnisse an, hier der als bedrohlich erlebte Landeanflug.

Ich begann mit den dissonanten, unangenehmen Tönen mit hoher Frequenz (über 140/Minute), immer abwechselnd links und rechts.

Dabei leitete ich sie an:

»Stellen Sie sich bitte jetzt das ursprüngliche Bild und das dazugehörige Gefühl in allen Einzelheiten vor, so wie es im Moment in Ihrem Gedächtnis gespeichert ist. Wie belastend ist diese Situation? Weshalb? Was genau ist passiert? Bleiben Sie bitte dabei, und wenn es am Schlimmsten ist und unerträglich wird, dann geben Sie mir bitte ein Zeichen mit einer Hand!«

Sobald das Handzeichen erfolgte, begann die Serie der angenehmen, konsonanten Töne (Frequenz 60/Minute), und ich forderte sie auf:

»Und nun verhalten Sie sich so, wie Sie sich das für die Zukunft wünschen. Und denken Sie sich dabei einen passenden Satz aus, wie ›Ich bin okay!‹ oder ›Ich schaffe es!‹ oder ›Es kann mir nichts passieren!‹«

Die bilaterale, angenehme konsonante Stimulation wurde so lange fortgesetzt, bis die Patientin mehr und mehr an ihre eigenen Affirmationen glaubte, weil sie in Trance erleben konnte, dass alles in Ordnung ist, und sie deutlich sichtbare Zeichen der Entspannung und Erlösung zeigte. Zum Schluss lächelte sie, nickte bestätigend und sagte: »Ja, ich habe es geschafft!«

Zum Abschluss folgte noch eine Integrationstrance mithilfe von einem niedrig frequenten (30/Minute) konsonanten Meeresrauschen als Stimulation, in der die Patientin einen künftigen Flug ganz entspannt erleben konnte.

Wie sie mir wenige Wochen später mitteilte, ging sie nun zwar nicht mit Begeisterung, aber mit erträglicher Nervosität auf ihre Flüge.

5.3 Hypnose und EMDR (Eye Movement Desensitization and Reprocessing)

Eye Movement Desensitization and Reprocessing, kurz EMDR, ist eine von Francine Shapiro in den USA entwickelte Behandlungs(zusatz-)methode für Traumabetroffene (Shapiro 2001).

Diese Technik eignet sich besonders gut im Rahmen einer oder mehrerer Hypnosesitzungen, denn der Zustand fokussierter Aufmerksamkeit während der EMDR-Intervention ist per definitionem genau derselbe Zustand: Es ist eine therapeutische Trance.

Bei dieser (Zusatz-)Methode wird eine intensive Koordination und Zusammenarbeit beider Hirnhemisphären mit tiefer liegenden Hirnzentren angestrebt, um zu einer schnelleren und tieferen Integration des traumatischen Geschehens zu kommen.

Beim EMDR-Standardprotokoll regt der Therapeut den Patienten nach strukturierter Vorbereitung zu bestimmten Augenbewegungen an, wodurch ermöglicht werden soll, unverarbeitete traumatische Inhalte neu zu verarbeiten. Es soll keine Veränderung des Bewusstseinszustands, sondern vielmehr eine Integration der mit dem Trauma verbundenen Emotionen und Empfindungen erreicht werden.

Die Erinnerung an das traumatische Geschehen wird zugänglich gemacht und gleichzeitig neu verarbeitet.

Entstehung der EMDR-Methode

Francine Shapiro hatte die Idee zur Erprobung und Untersuchung dieser Methode nach ihren Angaben zufällig beim Spazierengehen im Park. Sie bewegte die Augen hin und her und erlebte eine deutliche Entlastung von Ängsten und depressiven Gedanken im Zusammenhang mit einer bei ihr diagnostizierten Krebserkrankung.

Wirkungsweisen und Hintergründe

Nach einem Trauma kann es zum sogenannten sprachlosen Entsetzen (speechless terror) kommen, d. h., in der rechten Hirnhälfte werden Bilder prozessiert, die der Patient vor Augen hat, während das Sprachzentrum aktiv unterdrückt wird. Der Patient kann das Geschehene so nicht in Worte fassen, wodurch nachfolgend eine Verarbeitung des Erlebten erschwert wird. Es gibt bereits eine Vielzahl von Studien, die

die Wirksamkeit von EMDR belegen und versuchen, die Wirkungs-
weise zu ergründen. Es wird angenommen, dass durch die bilaterale
Stimulation mithilfe von bestimmten Augenbewegungen (oder auch
akustischen oder taktilen Reizen) eine Synchronisation der Hirn-
hälften ermöglicht wird, die bei einer posttraumatischen Belastungs-
störung gestört ist. Man nimmt dabei Bezug auf die REM-Schlafphase,
bei der starke Augenbewegungen stattfinden und bei der zugleich ein
erhöhter Verarbeitungsmodus des im Alltag Erlebten vermutet wird.

Ablauf eines EMDR-Protokolls

Das eigentliche Durcharbeiten der belastenden Inhalte durch Augenbewegungen oder andere Stimulationsarten (ich persönlich bevorzuge
akustische oder taktile Stimulationen, denn diese passen besser in
meine Art der Trancearbeit) ist dabei ein recht später Schritt im Stan-
dardtherapiemanual. Meiner Erfahrung nach ist die strenge Einhal-
tung des achtstufigen EMDR-Standardprotokolls oft, beispielsweise bei
der Behandlung von Kindern oder Jugendlichen, nicht notwendig. Wie
bei allen Techniken und Interventionen plädiere ich für Kreativität und
Individualität in der (ziel- und ressourcenorientierten) Therapie.

- *Anamnese:* Zunächst muss eine genaue traumaspezifische
  Anamnese erhoben werden, bei der z. B. die traumakompen-
  satorischen Bewältigungsversuche des Patienten erfragt werden. Auch muss zuvor abgeklärt werden, ob gleichzeitig eine
  dissoziative Störung vorliegt (hierbei werden Teile des eigenen
  Erlebens ausgeblendet/aktiv unterdrückt).
- *Stabilisierung:* Die Stabilisierungsphase dauert je nach Lage
  der Ressourcen oft sehr lange. Besonders bei einer dissoziativen Störung muss als vorrangiges Therapieziel zunächst eine
  Grundstabilisierung des Patienten erreicht werden, die die Fähigkeit des Patienten stärkt, sich der Traumathematik vorsichtig
  und dosiert zu nähern und sich vor einer möglichen ungesteu-
  erten »Überflutung« mit belastendem Erinnerungsmaterial
  aktiv zu schützen. Auch hierbei kann EMDR hilfreich sein,
  z. B. durch eine mithilfe einer angeleiteten Augenbewegung
  erfolgten Verankerung positiver Imagination wie »der innere
  sichere Ort« oder »der innere Tresor« (Reddemann 2003).
- *Bewertung:* Einer einzelnen ausgewählten Erinnerung, also
  einem »einzelnen Bild«, das den belastendsten Teil einer Trau-

mathematik darstellt, wird vom Patienten eine aktuell zutreffende negative Kognition (z. B. »Ich bin hilflos«) zugewiesen sowie auch eine positive, die er in Zukunft damit verbinden möchte (z. B. »Ich kann etwas tun« – was dann als eine Ressource zu verstehen ist). Die an dieser Stelle eingeschätzte Belastung der Situation soll im folgenden Bearbeitungsprozess sinken.

– *Neuverarbeitung und Desensibilisierung:* In dieser zentralen Phase wird die Traumabearbeitung durch die Augenbewegungen oder andere bilaterale Stimulation begleitet. Während die an die Traumathematik gebundene Energie freigesetzt wird, kommt es häufig zu unterschiedlichsten Abreaktionen (wie z. B. Weinen, heftiges Atmen, Übelkeit). Die erinnerte Situation verliert so ihre emotionale Aufladung. Zur Bearbeitung einer schwerwiegenden Traumathematik sind manchmal mehrere EMDR-Sitzungen nötig. Das Einflechten von Ressourcen, wie z. B. *»hilfreiche innere Wesen«* oder *»ideale innere Eltern«*, die dazu installiert werden, unterstützt diese Phase.

– *Verankerung:* Empfindet der Patient bei der in Erinnerung gerufenen Situation keine Belastung mehr, wird die positive Kognition nochmals überprüft und mit Augenbewegungen oder einer anderen bilateralen Stimulation verankert.

– *Körpertest:* Alle Missempfindungen zur in Erinnerung gerufenen Situation sollten bei einem kompletten Abschluss der Sitzung verschwunden sein.

– *Abschluss:* In der Besprechung zum Abschluss der Sitzung wird der Patient auf das »Nachprozessieren« (z. B. in Träumen) hingewiesen. Es bringt eventuell neues Material für weitere Sitzungen hervor und sollte in einem Tagebuch festgehalten werden.

Der Patient sollte die Stunde in einem einigermaßen stabilen Zustand beenden können!

Die Überprüfung der Wirkung erfolgt in der nächsten Sitzung.

5.4 Ideomotorische Signale: Kommunikation mit dem Unbewussten zur hypnotherapeutischen Diagnostik und Therapie der Flugangst

Das von LeCron, Cheek und Erickson initiierte autonome Antwortsystem der sogenannten Fingersignale *nutzt elegant die direkte Kommu-*

nikation der unwillkürlichen Körpersprache unter Umgehung kognitiver Leistungen. Ein psychologisch aufgebautes Fragenmanual ermöglicht durch die in den Fragen implizit enthaltenen Annahmen, innere Suchprozesse in Gang zu setzen und Ressourcen freizulegen.

Die *Vorzüge* dieser Technik, auch für den noch relativ unerfahrenen Hypnosetherapeuten, lassen sich wie folgt zusammenfassen:

1. – Sie ist leicht erlernbar, da sie standardisiert anwendbar ist.
2. – Der Patient wird absorbiert und fasziniert von den eigenen unwillkürlichen Reaktionen, und es vertieft sich die Hypnose automatisch während dieses Prozesses.
3. – Man braucht also keine langwierige Induktion in eine tiefe Trance!
4. – Die Arbeit spielt sich auf einer inneren Ebene im Patienten ab.
5. – Die Bedürfnisse des Patienten sind über seine Signale sofort und klar erkennbar.

Eigene, unwillkürliche nonverbale ideomotorische Trancephänomene, die aus dem Unbewussten kommen, wie die Handlevitation, überzeugen auch den kritisch-kontrollierten Klienten davon, dass es eine Ebene gibt, die nicht nur seiner bewussten Kontrolle nicht unterliegt, sondern auch in Ruhe und Gelassenheit eine noch viel effektivere Gestaltungsmöglichkeit bietet.

Zuerst installiere ich die *Fingerzeichen:*

1. – »Ja.«
2. – »Nein.«
3. – »Ich will nicht oder ich kann nicht antworten« (der Patient hat damit die Kontrolle über das Geschehen und entwickelt kaum Widerstand, weil er sich respektiert fühlt).
4. – »Es ist etwas Neues geschehen« (ein wunderbares Zeichen, erfunden von Agnes Kaiser Rekkas).

Alle Fingerzeichen werden an derselben Hand, entweder im Sitzen oder im Liegen, installiert.

Dazu ist keine langwierige Tranceinduktion notwendig, denn der Prozess selbst wirkt dahingehend, dass er die Trance vertieft und den Patienten entlastet. Folgende Fragen sind geeignet, den Hintergrund der Symptomatik rasch abzuklären, und bringen auf indirekte und assoziative Weise Lösungsprozesse in Gang. Die Einführung dieser Technik geschieht am leichtesten in einer offenen, unterstützenden Atmosphäre positiver Erwartungen an die Therapie und mit einer freudigen Neugier sowohl im Patienten als auch im Therapeuten. Rossi und Cheek (1988, p. 382) schreiben:

»Ideomotorische Ansätze [Ideodynamic approaches] eignen sich in besonderem Maße für einen schnellen Zugang und ein schnelles Reframing der psychologischen Kodierung von traumatischen und stressbedingten Problemen, insbesondere in einer Phase, in der sie gerade durch aktuellen Stress reaktiviert werden« (Übers. d. T. C.)

Manchmal zeigen die Patienten inneren Widerstand gegen diese Art der Kooperation und lassen keine Fingersignale zu. Haben Sie dann Geduld, würdigen Sie die bewusste Bereitschaft des Patienten, sagen Sie, dass das Unbewusste genau weiß, wann und wie es kooperieren möchte, und vermitteln Sie die Zuversicht, dass, wenn nicht heute, dann halt ein anderes Mal Fingersignale kommen werden.

Anleitung: Fragen an das Unbewusste

» Weiß das Unbewusste mehr?

Weiß Ihr Unbewusstes schon, was zu tun ist?

Hat die Angst eine positive Funktion in Ihrem Leben?

Steht sie im Zusammenhang mit einer aktuellen Symptomatik?

Ist ein früheres Erlebnis dafür verantwortlich?

Ist ein Kindheitserlebnis dafür verantwortlich?

Ist sie ein früher erlerntes Reaktionsmuster?«

Und weiterführende Fragen wie z. B.:

» Wissen Sie schon auf einer tieferen Ebene, was zu tun ist?

Sind Sie bereit, sich auf neue Weise zu verhalten?

Brauchen Sie noch etwas?

Wollen Sie einmal nach innen horchen, um genauere Hinweise zu erhalten?

Wissen Sie schon um die Lösung?«

Da sind der Kreativität keine Grenzen gesetzt, und es ist immer wieder schön zu sehen, wie sich dann der »neue Finger« rührt, wenn sich das Unbewusste entschieden hat, den ersten Schritt in die Gesundung zu tun!

Ich empfehle auch, in den unten aufgeführten Interventionen ideomotorische Signale kreativ und Ihrem Therapiestil angepasst einzusetzen, denn diese umgehen ganz elegant eventuell auftretende rationale Barrieren, z. B. die Verschiebetechnik: In Hypnose einen Arm kataleptisch werden lassen und diesen dissoziierten Arm die Angst erleben lassen.

Fallbeispiel: Hans

Hans war ein viel fliegender 49-jähriger Geschäftsmann, dem das angsterfüllte Gesicht seiner Sitznachbarin nicht mehr aus dem Kopf ging. Sie hatte sich nach einem Durchstarten (dem sogenannten Go around: Das Flugzeug befand sich im Landeanflug schon fast auf der Landebahn, als es mit maximaler Beschleunigung wieder Höhe gewann, dann in eine Steilkurve flog, um danach endlich sicher zu landen) wegen starker Turbulenzen an ihn gekrallt.

Außerdem hatte er in den Wochen davor den Ausfall eines Triebwerks während eines Flugs erlebt und im Fernsehen vor dem Einschlafen einen langen sensationsgeladenen Report über Flugzeugabstürze gesehen.

Zu Hause bekam er plötzlich Weinkrämpfe, die lange anhielten: »Ein Kontrollverlust, den ich nicht kenne!« Am nächsten Tag wandte er sich an seinen Vertrauensarzt, der ihn zu mir überwies.

(Dieses frühzeitige Aktivwerden war natürlich optimal für den weiteren Verlauf der Therapie).

»Eigentlich war ja nichts passiert, und ich dachte immer, Flugangst sei kein Thema für mich ...« waren seine einleitenden Worte.

Es stellte sich heraus, dass Hans einen sehr stressigen Beruf hatte, viele Termine weltweit wahrnehmen musste und vor Kurzem wieder einmal einen unangenehmen Auftrag zu erledigen hatte. Freizeit kenne er kaum, und er arbeite 14 Stunden täglich. Skeptisch sei er, ob er überhaupt hypnotisierbar sei und »ob das überhaupt etwas bringt«.

Ich erläuterte zuerst Atem- und Körperentspannungsmethoden, die zu ihm passen könnten, und führte dann eine reine Wohlfühltrance durch, die ich ganz bewusst nicht als Hypnose, sondern als Anleitung zur Tiefenentspannung ankündigte. Außerdem fragte ich ihn, ob ich ihn während der Anleitung duzen dürfte, denn das würde dem Unbewussten die Kommunikation erleichtern.

Anleitung: Entspannungstrance

»*Mache es dir so richtig bequem auf der Liege ... und du kannst es jetzt einmal so richtig genießen, nichts tun zu müssen ... alles ist in Ordnung ... du kannst eintauchen in eine angenehme Trance ... ganz ohne Anstrengung ... denn Hypnose geht ganz leicht ... in deiner eigenen inneren Zeit ... mit jedem Ausatmen kannst du tiefer einsinken in wohliges Loslassen ... Im Körper kann es sich vielleicht schon schwerer anfühlen ... oder auch leichter ... während du in deiner inneren Welt einen schönen Spaziergang machen kannst ... zu deinem sicheren Ort ... einem Ort, an dem du dich wirklich wohlfühlen kannst ... einem Ort, an dem du auch deine heilsamen Wesen und liebevolle Gestalten aus Märchen und Mythen einladen kannst ... Wesen, die dir wohlwollend und liebevoll ihre Begleitung anbieten ... an diesem Ort, wo alle Dinge bald viel klarer werden ... in einem fernen Land ... in einer ganz anderen Zeit ... ein Traumland voller guter Träume ... wo alles Belastende draußen bleiben muss ... wo Schwaches gestärkt wird ... wo Verkrampftes gelöst wird ... wo Flüchtendes Ruhe findet ... wo Bedrohliches sich auflöst ... wo Unsicheres Stabilität findet ... wo es magische Orte gibt ... mit starken Energien ... wo es Licht mitten im Schatten gibt ... wo sich tief greifende Veränderungen ereignen ... wo du den Stier bei den Hörnern packen kannst ... wo du mit beiden Beinen fest auf der Erde stehst ... wie dieser Baum dort drüben ... fest verwurzelt in der Erde ... stark und doch biegsam ... dem Sturm widerstehen kannst ... alles Schwere ganz leicht werden kann ... alles Belastende abfließen kann ... wo der Wind durch die Blätter fährt ... und dabei dir etwas Beruhigendes zuflüstert ... eine Botschaft nur für dich ... Kraft ... Mut ... Zuversicht ... wundersame Worte ... und du kannst weitergehen ... und mit jedem Schritt tiefer gehen in wohliges Loslassen ... es geschehen lassen ... voller Vertrauen ... dass du ab heute im Schlaf gute Träume haben wirst ... denn deine Wesen sind immer für dich da ... und spenden dir die Kraft ... und den Mut ... und die Zuversicht ... während du in tiefer Ruhe alles Richtige empfangen kannst ... und es versinken lassen kannst in innere tiefere Schichten ... wo es auf fruchtbaren Boden fällt ... und sich gute Gefühle von dort ausbreiten werden ... die dir Freude bereiten werden ... wo die Sonne durch die Wolken scheint ... die Schönheit der Natur im Sonnenlicht ... mit dem guten Gefühl ... jederzeit an diesen Ort zurückkehren zu können ... und ab jetzt voller Zuversicht ... und Mut ... und Kraft ... in genau dem Tempo ... das für dich angenehm und angemessen ist ... wieder in das Hier und Jetzt zurückkehren kannst ...*«

Gelöst und entspannt und »wie vom Urlaub« aus einer tiefen Trance zurück und völlig überrascht, dass 20 Minuten vergangen waren (subjektiv 5 Minuten), wollte er sofort einen neuen Termin vereinbaren.

Zweite Sitzung:

Noch immer zeigte er sich erstaunt darüber, wie unerwartet tief er beim ersten Mal in Trance gesunken war.

Ich entschied mich für eine ideomotorische Arbeit in der Hypnose und erläuterte ganz beiläufig im Gespräch, dass es möglich sei, mit tieferen unbewussten Schichten zu kommunizieren. Neugierig geworden, wie denn das gehe, und ob es denn auch bei ihm funktioniere, bat ich ihn, im Sitzen die Hände auf der Stuhllehne abzulegen, die Augen zu schließen und sich einmal vorzustellen, seine rechte Hand würde am Handgelenk von einer Schnur, an der ein Strauß bunter, heliumgefüllter Luftballons befestigt sei, in die Luft gezogen werden. Dabei unterstützte ich ihn, indem ich sachte sein Handgelenk nach oben zog, bis eine stabile Handlevitation erreicht war.

Dann fragte ich die Fingerzeichen »Ja«, »Nein« und »Ich kann oder ich will nicht antworten ab«. Seine klar und deutlich erkennbaren Fingersignale waren eine gute Voraussetzung für die therapeutische Inbetriebnahme des unbewussten Systems. So konnte ich die Befragung beginnen:

»Weiß Ihr Unbewusstes schon, was zu tun ist?« – Deutliches Ja.

»Ist Ihr Unbewusstes bereit, dieses Wissen mitzuteilen?« – Ja.

»Lehnen Sie sich nun zurück und seien Sie vollkommen offen für einen Hinweis, der aus Ihnen selbst kommt und der Ihnen helfen wird. Und da der Hinweis etwas Neues beinhalten wird, wird ein weiterer Finger, der Finger für ›das Neue‹, ein Zeichen geben.« – Nach mehreren Minuten kam das deutliche Zeichen des Fingers für »das Neue«.

»Gut. Wo Sie jetzt wissen, was zu tun ist, sind Sie auch fähig, es zu tun?« – Deutliches Ja.

»Und sind Sie – nicht nur bewusst, sondern auch unbewusst – gewillt, das zu tun?« – Ja.

»Gibt es dafür auf tieferer Ebene die Erlaubnis?« – Ja.

»Sind Sie bereit, damit anzufangen, und zwar jetzt, mit aller inneren Erlaubnis?« – Ja.

»Wunderbar! Dann tun Sie es. Nutzen Sie diese Chance jetzt! Bleiben Sie ganz bei sich und beobachten aufmerksam, was sich von alleine in den nächsten Minuten in Ihnen abspielen wird. Der Finger für ›das Neue‹ wird deutliche Zeichen geben, um den ersten Schritt in den Erfolg anzuzeigen!« – Deutliche Zeichen mit dem Finger für »das Neue«.

Etwas konfus und aufgewühlt verließ Hans die Praxis, ohne einen weiteren Termin zu vereinbaren.

Als ich ihn einen Monat später anrief, lachte er ins Telefon und meinte, es sei ihm in der Hypnose klar geworden, dass es längst Zeit geworden war, seine Prioritäten neu zu setzen: mehr Freizeit, ausspannen, Freunde treffen! Er komme gerade zurück von einem langen Wochenende, das er mit seiner Frau in einem Wellnesshotel verbracht habe, und fühle sich fantastisch! Er sehe auch seinem nächsten Flug ganz gelassen entgegen.

Dieses Fallbeispiel illustriert, wie elegant es sein kann, mit ideomotorischen Signalen zu arbeiten: Der Prozess findet alleine im Patienten statt. Es ist der Patient selbst, der Lösungswege findet. Diese Wege wird er für sich ganz natürlich akzeptieren. Der Patient arbeitet, und ich als Therapeut kann mich zurücknehmen. Vor allem bei Klienten, die die Kontrolle über den Therapieverlauf behalten wollen, wende ich diese Methode bevorzugt an.

5.5 Eine Geschichte: »Der Maskenball«

Hier handelt es sich um eine metaphorische Imagination in Trance, die nach den Zusammenhängen sucht, aus denen die Angst verstehbar werden kann.

Nach der Tranceinduktion und einer allgemeinen Entspannungssequenz führen Sie den Klienten wie folgt an:

Anleitung: Maskenball

»... und nun stellen Sie sich bitte einer besonderen Aufgabe ... gehen Sie jetzt auf eine ganz interessante Veranstaltung ... auf einen Maskenball ... es ist ein besonderer Maskenball ... der Ball der Ängste ... dort sind alle Ängste versammelt ... die in Ihrem Leben eine Rolle spielen ... lauter alte Bekannte ... und vielleicht auch ein Überraschungsgast ... schauen Sie sich einmal in aller gebotenen Zeit um ... eine Minute äußerer Zeit kann eine ganze Stunde innerer Zeit bedeuten ... und um Mitternacht ... wie auf solchen Maskenbällen üblich ... wird es eine Überraschung geben ... alle Gäste werden sich demaskieren ... so auch Ihre Flugangst ... und dann können Sie sich überraschen lassen ... was hinter Ihrer Flugangst so steckt ... was Sie so entdecken werden ... wenn Sie in Ihrer inneren Zeit Mitternacht erleben ... dann können Sie mir mit einem Finger ein Zeichen geben ... lassen Sie sich nur Zeit ...«

Danach erfolgen die Analyse und die Besprechung. Meistens stellt sich heraus, dass ein innerer oder äußerer Konflikt die Flugangst verursacht. Und wenn erst einmal das Problem klar ist, dann findet sich in aller Regel auch eine Lösung!

5.6 Altersregression

Die Altersregression ist eine Anwendung der Hypnose, bei der dem Patienten ein früheres Lebensalter als das gegenwärtig tatsächliche suggeriert wird.

Positive Erlebnisse

Die hypnotische Altersregression kann eine *reiche Quelle zum Wiedererleben von positiven, nährenden, ichstärkenden Erfahrungen (nicht nur) aus der Kindheit und der Jugend sein.* M. H. Erickson erzählte in seinen Tranceinduktionen gerne Geschichten über das Erlernen des Alphabets oder das Erlernen des Fahrradfahrens, die auf metaphorische Weise daran erinnern, dass man schon oft vor großen Hürden fast aufgegeben hat, aber dann eben doch erfolgreich war.

Es geht darum, aus der Lebensgeschichte *Beispiele zu explorieren, bei denen der Patient sich gegen Unbehagen oder Angst mutig für einen bestimmten Weg entschieden hat und diesen erfolgreich bewältigte.*

Anleitung: Altersregression

Zum Auffinden von Ressourcen kann ganz konkret nach dem Erleben von positiven Emotionen gefragt werden:

»Wann in Ihrem Leben haben Sie sich geborgen und sicher gefühlt?«

»Angenommen und geliebt?«

»Glücklich und liebevoll?«

»Attraktiv und lebenswert?«

»Kompetent und stolz?«

»Ganz im Einklang mit sich?«

»Im Fluss mit einer Tätigkeit?«

»Freudig und heiter?«

»Innig verbunden mit geliebten Menschen?«

»Verbunden mit der Natur?«

»Dankbar und zufrieden?«

Man kann die Reise in die Vergangenheit auch metaphorisch einleiten, indem man den Klienten eine Schifffahrt stromaufwärts unternehmen, mit dem Aufzug fahren, einen Videofilm oder ein Fotoalbum des bisherigen Lebens ansehen oder die Uhr rückwärtslaufen lässt.

Leiten Sie Ihren Klienten in eine schöne, sichere Trance durch eine bildhafte und gefühlsmäßige Erinnerung eines guten hypnotischen Zustands in der Vergangenheit und knüpfen an das Thema der Stunde an: Flugangst.

Dann initiieren Sie die unbewusste Suche nach einer Situation in der Vergangenheit, in der eine ähnliche Konfliktlage konstruktiv bewältigt und Talente und Stärken wie selbstverständlich eingesetzt wurden. Das unwillkürliche Anheben eines Fingers bestätigt das Auffinden dieser Situation. Fördern Sie durch Suggestionen das bewusste Erinnern dieser Situation, und lassen Sie sich die Situation schildern, dies dient der anschließenden Trancevertiefung im Sinne einer fraktionierten Hypnose.

Dann fordern Sie die kreativen inneren Anteile auf, diese Fähigkeiten für die Lösung des aktuellen Problems zu übernehmen, und lassen Sie die erfolgreiche Handlung in der Gegenwart und der Zukunft erleben.

Der Klient kann jetzt die erfolgreiche Integration durch das unwillkürliche Anheben eines Fingers bestätigen. Danach vertiefen Sie die gerade geleistete Arbeit und betonen dabei, dass störende Gefühle, wie die Angst, die sinnvollen Handlungen bislang entgegenstanden, wegfallen und in Zukunft keine Rolle mehr spielen werden: Man kann hier ein wunderbares Bild zeichnen vom Klienten, wie er ganz gelöst und zufrieden seinen Flug voller Freude erlebt.

Negative Erlebnisse

Es ist möglich, dass plötzlich negative Erinnerungen auftauchen, und das sollte Sie als Therapeut nicht beunruhigen (vorausgesetzt, Sie sind adäquat dafür ausgebildet und können damit professionell umgehen).

Versichern Sie dem Klienten, dass er diese Inhalte, wenn sie ihn momentan zu überfordern drohen, in seiner Vorstellung beispielsweise in einem *sicheren Safe oder Bergwerk deponieren* kann, so lange, bis er bereit ist, diese Inhalte – wenn gewünscht zusammen mit seinem Therapeuten – wieder ans Licht zu lassen (s. dazu auch Kap. 5.7)

Zahlreiche hilfreiche Interventionen zur Therapie traumatischer Erinnerungen findet man übrigens im *Handbuch der Hypnotherapie bei posttraumatischen und dissoziativen Störungen* von Maggie Phillips und Claire Frederick (2003).

Der Klient wird in eine mittlere bis tiefe Trance versetzt. In diesen Stadien ist es dem Therapeuten (bzw. dem Patienten) möglich, auf Kindheitserinnerungen zuzugreifen, die sich dem Bewusstsein des Probanden entziehen, meistens aufgrund von Traumata oder anderen Ereignissen, die der Patient unbewusst abwehrt. Die dann gefundenen Erinnerungen können bewusst gemacht werden und zur weiteren Verwendung in der Therapie dienen. Dabei kommt es zu einem Nacherleben früherer Lebenssituationen; auch physiologische Charakteristika der jeweiligen Altersstufen lassen sich hier vielfach beobachten (z. B. der für Babys typische Babinski-Reflex bei Stimulation der Fußsohle oder der Moro-Reflex, Ähnliches gilt für Pulsfrequenz, Augenkoordination etc.).

Besonders bemerkenswert ist die als Folge der Altersregression auftretende Hypermnesie (das gesteigerte Erinnerungsvermögen) bezüglich Begebenheiten, die dabei vergegenwärtigt werden. (Ein Beispiel dafür ist die selbstverständliche Kenntnis des Wochentags des soeben neu erlebten 7. Geburtstags.)

Dem Patienten wird ermöglicht, Körpersymptome, Gefühle, Gedanken, innere Bilder oder Symbole in einen logischen Zusammenhang zu seiner Lebensgeschichte zu bringen. Tief verdrängte Erlebnisse selbst der Pränatalzeit und Geburt können bewusst gemacht werden und lassen sich so integrieren.

Einzelne negative körperliche, emotionale oder kognitive Symptome, die sich während der Regression einstellen, erweisen sich fast immer als Folge psychischer und/oder physischer Überforderungen, als Folge unglücklicher Umstände oder von Gewalthandlungen, Vernachlässigung oder Ablehnung seit frühester Kindheit. In der therapeutischen Situation wird davon ausgegangen, dass nur dasjenige abgerufen werden kann, was ab dem Zeitpunkt der Zeugung auch neurologisch vom Wahrnehmungssystem des Gehirns aufgezeichnet wurde.

»Die Rückführung«

Eine Altersregression kann auch rückwärts über das Geburtserlebnis hinaus führen und dem Patienten von ihm selbst angenommene Erlebnisse aus vergangenen Existenzen darstellen. Diese geschilderten Eindrücke können ihm und dem Therapeuten helfen, Rückschlüsse auf die Ursachen aktueller Probleme zu ziehen. Wer an frühere Leben glaubt, entwickelt ohne Probleme Imaginationen vom »früheren Leben« und hält diese für wahr und authentisch. Wer nicht daran glaubt, wird Bilder aus früheren Zeiten als Fantasieprodukte bewerten. Sie bieten aber auch diesem oftmals Einblicke und tiefes Verstehen sowie einen logischen Zusammenhang zu seiner Lebensgeschichte.

Exkurs: Erinnerung oder Konstruktion? Oder: Was, wenn ein spontan erinnerter Missbrauch im Raum steht?

Traumatische Erfahrungen sind ein wichtiges Thema in Medizin und Psychotherapie und natürlich auch in der Justiz. Sexuelle, körperliche und mental-psychologische Missbrauchserfahrungen und deren tatsächliche oder angebliche Faktizität sind Gegenstand heftiger fachlicher und populistischer Auseinandersetzungen und werden vor allem in den USA unter dem Stichwort »*False Memory Syndrome*« bzw. »*Recovered Memory Debate*« erbittert geführt.

Das Ehepaar Pamela und Peter Freyd, deren Tochter Jennifer den Vater bezichtigte, sie vom dritten bis zum sechzehnten Lebensjahr sexuell missbraucht zu haben, suchten per Inserat und im Internet gleichartig betroffene Eltern und gründeten so die »False Memory Syndrome Foundation« (FMSF) als gemeinnützige Stiftung in Philadelphia. Dieser Organisation schlossen sich ebenfalls skeptische Humanwissenschaftler an, die zumindest einen Teil dieser »recovered memories« als iatrogen implantierte Artefakte interpretierten.

Dagegen formierte sich rasch eine Gegenbewegung, als deren Wortführerin sich Judith Herman profilierte (»Jetzt schlagen die Täter zurück!«). Die *immer wiederkehrende Frage ist, ob die Missbrauchserlebnisse, von denen unsere Klienten und Klientinnen berichten, auf Tatsachen beruhen* oder vielmehr Fantasieprodukte darstellen.

Dazu muss man sich mit der aktuellen *Gedächtnisforschung auseinandersetzen (Knecht 2005), die heute ganz eindeutig von dynamischen und modifizierbaren Einspeicherungen* ausgeht. Gedächtnisinhalte können sowohl durch vorgängige als auch durch nachfolgende Informationen modifiziert werden, was man als proaktive bzw. retroaktive Interferenz bezeichnet. Dadurch ist einerseits die Zuverlässigkeit der Erinnerungen infrage gestellt, andererseits ist das unsere Chance schlechthin, in der Therapie Erinnerungen emotional neu zu konstruieren!

Auch ideologische und systemische Argumente beeinflussen die Diskussion. So wird etwa behauptet, die Anzweiflung der Authentizität von »recovered memories« komme einem Schlag gegen den Feminismus gleich. Und manche Eltern protestieren gekränkt aus einer Position der vermeintlich unterlegenen Rivalen heraus gegen die Therapeuten, die ihnen – gegen ihren Willen – die Tochter weggenommen haben.

1995 lieferten Loftus et al. (1995) den Beweis für die Möglichkeit eines Zustandekommens von »false memories« auf suggestivem Weg. Ihr berühmt gewordenes Experiment »Lost in a shopping mall« zeigt, wie einem Vierzehnjährigen erfolgreich suggeriert werden konnte, er sei neun Jahre zuvor in einem Einkaufszentrum verloren gegangen, woraufhin ihn ein älterer Herr aufgegriffen habe. Tatsächlich nahm der Proband – wie viele andere nach ihm – diese Vorstellung als reales Erlebnis auf und entwickelte sie weiter, indem er noch zahlreiche Details hinzufügte.

Es ist also sehr ratsam, bei einer Konfrontation mit Missbrauchserinnerungen stets die Möglichkeit einer »false memory«, also einer Pseudoerinnerung, die unter Umständen iatrogener Art sein kann, aber nicht sein muss, in Betracht zu ziehen. Man bedenke einerseits stets, dass im Rechtsstaat die Unschuldsvermutung gilt und man sich bei solchen Schuldvorwürfen eine verschärfte Sorgfaltspflicht auferlegen muss. Andererseits ist es unsere Pflicht, uns auf der Seite unserer Patienten zu engagieren und uns und die Gesellschaft zu fragen, was ein kleines Kind fühlt, wenn es misshandelt wird, und wie sich die Unterdrückung dieser Gefühle auf das Leben des Erwachsenen und das gesamte soziale Gefüge auswirkt (Miller 2007). Ich schließe mich der Meinung von Maggie Phillips und Claire Frederick (2003) an, wonach es unsere Pflicht ist, die Patienten auf der Grundlage der in der klinischen Praxis gewonnenen Erkenntnisse so weit zu bringen, dass sie in der Behandlungssituation wirklich die Verantwortung für die »Suche nach ihrer eigenen Wahrheit« übernehmen.

5.7 Katharsis

Sollten spontane Abreaktionen in der Therapie auftauchen – dies geschieht relativ oft bei der *Altersregression* –, die sofort bearbeitet werden sollen, so ermutigen Sie den Klienten, bei dieser Erfahrung zu bleiben, während Sie ihm *volle Unterstützung* geben, etwa indem Sie

- ihn immer wieder an das Hier und Jetzt erinnern,
- ganz nahe im Kontakt bleiben, beispielsweise die Hand auf seine Schulter legen, und
- Souveränität im Umgang mit starken Gefühlen vermitteln.

Sie als Therapeut sind dabei in Resonanz mit dem Klienten und schwingen mit der aktuellen Erfahrung mit (Hawkins 2006).

Lassen Sie die belastenden Szenen auf einem *inneren Videoscreen* erleben, und wenn die Therapiestunde nicht ausreicht, können Sie das imaginäre Video stoppen und in der nächsten Stunde weiterlaufen lassen. Ermutigen Sie den Klienten nicht nur, die Szenen durchzuarbeiten, sondern verhelfen Sie ihm auch zu einer positiven Verhaltensänderung und Zielorientierung.

Arbeiten Sie auch entlastend mit ideomotorischen Fingersignalen, und befragen Sie das Unbewusste, ob noch andere Erinnerungen und Erfahrungen auftauchen sollen, die gebraucht werden, um in eine symptomfreie Zukunft gehen zu können und dürfen. Fragen Sie, ob die inneren Kritiker damit einverstanden sind. Wenn dies nicht der Fall ist, dann bitten Sie die inneren kreativen Anteile, sich etwas wirklich Gutes zur Problemlösung einfallen zu lassen.

Dann gehen Sie gemeinsam in nahe und ferne Zukunftssituationen, in denen sich der Klient jetzt als völlig symptomfrei erleben kann.

Anleitung: Katharsis

»... und Sie wissen ... dass Sie sich hier in dieser Praxis ... heute und mit Ihrem Wissen von heute ... gut aufgehoben und sicher ... fühlen ... und erlauben sich ... Ihre Gefühle fließen zu lassen ... das ist in Ordnung ... und atmen in den Bauch ... und beim Ausatmen alles fließen lassen ... alle diese Gefühle ausatmen ... und man kann den Körper dabei bewegen ... ganz natürlich bewegen lassen ... und Sie können sich überraschen lassen ... und Sie wissen, dass diese Erfahrungen schon ganz lange her sind ... und Sie können sich selbst beobachten ... wie auf einem Video ... oder im Kino auf der Leinwand ... wie Sie das erlebt haben ... damals ... und Sie können das Bild auf schwarz-weiß stellen ... oder den Ton abstellen ... wenn

*das angenehmer ist ... und daraus lernen ... was das heute ... und
für die Zukunft bedeutet ... und gleichzeitig meine Stimme hören ...
und meine Hand auf Ihrer Schulter spüren ... wenn Sie merken ...
dass Ihr innerer Raum mit jedem Ausatmen weiter wird ... und sich
bewusst werden ... was heute gut in Ihrem Leben ist ... und seien Sie
einfach einmal neugierig ... wie Ihr Unbewusstes lernt ... indem es
diese Erfahrungen neu bewertet ... jetzt oder später ... vielleicht im
Traum heute Nacht ... oder morgen oder in den nächsten Tagen.«*

5.8 Das »Standbild« der auslösenden Situation

Hierbei handelt es sich um ein sehr effizientes Verhaltenstraining,
das gut in die Therapie eingebaut werden kann, wenn der Patient von
einem ganz bestimmten angstauslösenden Ereignis während eines
Flugs berichtet.

Am Anfang steht eine genaue Exploration der auslösenden Si-
tuationen, z. B. Turbulenz, und fragen Sie, wie genau, mit welchen
Symptomen, der Patient seelisch und körperlich seine Angst erlebt hat
(VAKOG, **v**isuell, **a**uditiv, **k**inästhetisch, **o**lfaktorisch, **g**ustatorisch).

Was soll anders werden? Welche seelischen und körperlichen
Zustände wünscht sich der Klient (VAKOG)?

Nach der Tranceinduktion erlebt der Patient die auslösende Situation in der Trance und bleibt dabei, auch wenn es anstrengend wird, bis
die Situation überstanden ist. *Die Zeit während der größten Panik wird
wie in einem Standbild angehalten (Exposition in sensu, »freeze«).*

Dabei erfährt der Patient mit allen Sinnen, dass er die Situation
überstehen und bewältigen kann.

Zum Schluss sollte man den Patienten mindestens zweimal mit allen Sinnen (VAKOG) einen turbulenten Flug in Trance erleben lassen
zur Verfestigung und Verankerung für den nächsten realen Flug.

Anleitung: »Standbild erleben«

*1. Versetzen Sie den Patienten durch das Erinnern an eine ange-
nehme Situation (sicher, geborgen, voll im Hier und Jetzt) in einen
positiven Gefühlszustand. Verstärken Sie dieses positive Gefühl
mithilfe der Submodalitäten. Ankern Sie dieses Gefühl, z. B. durch
eine Berührung an der Schulter.*

2. *Der Patient schließt die Augen und setzt sich in ein imaginiertes Kino seiner Wahl.* »*Suchen Sie sich einen Platz in den vorderen 10 Reihen!*« *(einfache Dissoziation).*

3. »*Schweben Sie aus Ihrem Körper heraus und nehmen Sie den Platz des Vorführers ein. Sehen Sie sich selbst von da oben aus zu, wie Sie die Leinwand beobachten!*« *(doppelte Dissoziation).*

4. »*Das Licht im Kino geht aus, und auf der Leinwand sehen Sie ein Schwarz-Weiß-Foto aus einer Situation vor dem unangenehmen Ereignis, also eine Situation, in der noch alles gut gewesen ist.*«

5. »*Der Schwarz-Weiß-Film läuft an, und Sie können aus sicherer Entfernung beobachten, wie Sie im Zuschauerraum diesen Film betrachten, in dem Sie die Situation durchleben. Sehen Sie sich selbst als agierende Person. Sollte die Situation zu unangenehm sein, können Sie das Bild unscharf werden lassen oder den Film schneller ablaufen lassen.*«

6. »*Nach Ende der unangenehmen Situation halten Sie den Film an. Er wird wieder zu einem Schwarz-Weiß-Bild, von einer Situation, als es wieder gut ist.*«

7. »*Begeben Sie sich nun direkt in dieses Bild, sehen Sie durch Ihre eigenen Augen, was Sie gesehen haben, als Sie die Situation erlebt haben (Assoziieren). Bleiben Sie in dieser Situation, als wären Sie* ›*eingefroren*‹ *in einem Standbild, und hören, fühlen, riechen Sie mit Ihren eigenen Sinnen!*«

Achten Sie dabei auf die Physiologie, halten Sie Kontakt mit dem Patienten:

»*Ich bin bei Ihnen, alles ist in Ordnung, Sie schaffen das ...*«,

und wenn die Spannung abnimmt, pacen und leaden Sie:

»*Wunderbar, da kann man tief ausatmen und dabei einen tiefen Seufzer der Erleichterung loslassen ...*«)

8. »*Lassen Sie den Film in sehr schneller Geschwindigkeit in schwarz-weiß rückwärts zurück zum Anfang laufen. Achten Sie darauf, wie sich alles rückwärtsbewegt und auch der Ton rückwärtsläuft. Zurück am Anfang des Films begeben Sie sich wieder aus dem Bild, setzen sich in den Kinosessel und atmen einmal tief durch.*«

9. *Gehen Sie mit dem Patienten zu Schritt 5 und wiederholen den gesamten Vorgang fünf- bis sechsmal, jedes Mal mit schnellerem Filmdurchlauf.*

10. *Zum Schluss: Lassen Sie den Patienten mindestens zweimal mit allen Sinnen (VAKOG) einen turbulenten Flug in Trance erleben zur Verfestigung und Verankerung für den nächsten realen Flug.*

5.9 Die Arbeit mit der »Zeitlinie«

Das Arbeiten mit der Zeitlinie eignet sich gut zur Nachbearbeitung negativer Erfahrungen auf einem früheren Flug, d. h. allgemein bei schlechten Erfahrungen (keine Traumata), die in der Erinnerung immer noch schlechte Gefühle hervorbringen. Auf einer Zeitlinie am Boden wird die Situation identifiziert, mit Ressourcen angereichert und dann noch einmal assoziiert erlebt. Die unangenehme Erinnerung wird dadurch neutralisiert.

Dabei ist die Zeitlinie eine gedachte Linie am Boden des Therapieraums, die den Verlauf des Lebens mit Vergangenheit, Gegenwart und Zukunft des Patienten symbolisiert. Sie funktioniert als räumlicher Anker für die unterschiedlichen Ereignisse im Leben. Sobald der Patient eine bestimmte, als Lebensabschnitt definierte Stelle auf dieser Linie betritt, werden die entsprechenden Erinnerungen oder Fantasien aktiviert.

Anleitung: Zeitlinie

»Also, es gibt da eine Situation in Ihrer Vergangenheit, die nicht so gut gelaufen ist, wie Sie das gern gehabt hätten, und Sie haben immer noch schlechte Gefühle, wenn Sie an diese Situation denken ... ist das richtig ... gut, was wir jetzt brauchen, ist eine Linie auf dem Fußboden, die Ihren bisherigen Lebensweg symbolisiert ... wo wäre die Vergangenheit ... wo ist die Gegenwart ... und wohin geht die Zukunft ... gut, dann können Sie einmal auf dieser Linie zeigen, wo dieses vergangene Ereignis ungefähr stattgefunden hat ... und nun möchte ich Sie bitten, einmal in die Situation auf der Zeitlinie hineinzugehen, damit wir sie ankern können ...

gut ... und nun kommen Sie bitte heraus aus der Zeitlinie und aus diesem Ereignis und lassen alles Unangenehme dort zurück ...

nun würde ich gerne von Ihnen wissen ... was hätten Sie in der damaligen Situation brauchen können, damit es Ihnen mit der Situation besser gegangen wäre ... was hätte Ihnen dabei helfen können ... und haben Sie das, was Sie gerade genannt haben und damals gebraucht hätten, heute als erwachsene Person zur Verfügung ... gut ...

dann suchen Sie nun bitte jetzt einmal eine Situation, in der Sie das haben ... gehen Sie noch mal ganz rein, und spüren Sie, wie es sich anfühlt, damit wir das auch ankern können ... gut ...

und nun möchte ich Sie einladen, mit diesen gefundenen Ressourcen am Gegenwartspunkt auf die Zeitlinie zu treten und sie von dort aus ganz bewusst in die Vergangenheit zu tragen ... und die ganze Zeit den Ressourcenanker halten ... und wenn Sie jetzt hier in der damaligen Erfahrung angekommen sind und Ihre erwachsenen Ressourcen mitbringen, was verändert sich dann ...

gut, kann es auch sein ... dass sich dadurch auch Ihre Einstellung und die Bewertung der damaligen Situation ändern ... gut ... und wenn Ihnen das hier jetzt gut gefällt ... möchte ich Sie einladen ... diese neue alte Erfahrung mit in die Gegenwart zu nehmen ... was ist das für ein Gefühl, wenn Sie jetzt damit in der Gegenwart angekommen sind ... und wie geht es Ihnen damit, wenn Sie an eine zukünftige Situation denken, die vergleichbar wäre ...

5.10 Hypnose und die Integration der psychodynamisch imaginativen Traumatherapie

Die psychodynamisch imaginative Traumatherapie (PITT) nach Luise Reddemann (2003) ist ursprünglich eine tiefenpsychologische bzw. psychodynamische Kurzzeitpsychotherapie. Sie wird insbesondere in der Arbeit mit traumatisierten Patienten eingesetzt. Die PITT setzt verstärkt bei den Ressourcen der Patienten an, wobei sie die gesteuerte Spaltung (Dissoziation) als therapeutisches Instrument nutzt. Ihre Grundannahmen und therapeutische Interventionen *eignen sich hervorragend für die Integration zur Therapie in hypnotischer Trance, wie der »innere Raum«, das »innere Kind«, die »inneren Helfer«.*

Grundannahmen

Traumatische Erfahrungen werden als Gedächtnisspur behalten. Dabei sind die Art des Erinnerten und dessen Grad an Bewusstsein stark von dem Entwicklungsstand zur Zeit der Erfahrung abhängig. Überwältigende Gefühle werden abgespalten (Dissoziation). Frühe Beziehungsmuster werden verinnerlicht (Introjektion) und in aktuellen

126

Beziehungen wieder erlebt. Abwehrmechanismen kontrollieren die Gefühle und verändern die Wahrnehmung anderer sowie die Eigenwahrnehmung. Sie unterdrücken innere Bedürfnisse und verhindern die befriedigende Teilnahme am Leben.

PITT stärkt die Ressourcen. Reddemann regt den Patienten an, Spaltungsmechanismen bewusst anzuwenden, um sich über Selbstregulation vor negativen Affekten und Affektüberflutung zu schützen. Sie meidet Deutung und Konfrontation. Sie würdigt die Abwehrmechanismen als notwendig und nutzt diese gezielt zur Stabilisierung. Das Ich betrachtet sie als »inneres Team« verschiedener Persönlichkeitsanteile, die miteinander in Kontakt zu bringen sind.

Die PITT hat spezielle Techniken für dissoziative Patienten entwickelt bzw. von anderen Therapieformen integriert, die eine kurze Behandlungsdauer ermöglichen. Auf einer »inneren Bühne« als imaginärem Raum für die bildhafte Vorstellung werden hilfreiche Bilder erzeugt. Der Patient bringt den verletzten inneren Anteil – meistens ein »inneres Kind« – an einen guten, sicheren inneren Ort, um ihn dort von immerwährend verfügbaren »idealen Eltern« und »hilfreichen Wesen« versorgen und trösten zu lassen. Die in der Therapie erlernten Übungen kann der Patient später selbstständig anwenden.

Die Therapie ist in drei Phasen gegliedert:

1) Stabilisierung: Zuerst wird die Psyche stabilisiert durch gezielte Spaltung (Dissoziation) von belastenden Gefühlen einerseits und inneren Kraftquellen andererseits.

Die Technik dafür sind innere Bilder (Imagination). Die belastenden Gefühle werden vorerst in einen »Tresor« gesperrt. Für plötzlich auftauchende überwältigende Gefühle werden Techniken zur Distanzierung erlernt: der »innere sichere Ort« (ein Ort in der Fantasie, an dem man vor jeder Gefahr sicher ist), der »innere Helfer« (eine Gestalt, die alle Kraft und Weisheit in sich birgt und einen beschützt). Gleichzeitig werden die inneren Kraftquellen durch innere Bilder aufgebaut. Dazu gibt es vielfältige Übungen: die Schulung der Achtsamkeit (s. Kap. 3.3 »Achtsamkeitsübungen«), die Liste mit den eigenen Fähigkeiten (Ressourcen), »Notfallkoffer« (wie ich mir selbst helfen kann), »Baumübung« (so stark sein wie ein Baum), »das innere Team« (alle Aspekte der eigenen Persönlichkeit), Arbeit auf der »inneren Bühne«, gelenkte Wahrnehmung des Körpers und von Körperempfindungen im »Hier und Jetzt«, etc.

2) Traumabearbeitung: Durch die distanzierende Beobachtertechnik ist eine sorgfältige schrittweise Annäherung an die traumatischen Gefühle möglich, je nach aktuellem Stand der inneren Sicherheit.

Bekannte Übungen sind: die »Leinwand« (wie im Kino als Zuschauer das Geschehen betrachten, s. Kap. 3.3 «Das Ereignis als Film«), »Hubschrauber« (das Ganze aus sicherer Distanz von oben anschauen) etc.

3) Integration: In der letzten Phase geht es darum, der Trauer eine Gestalt zu geben, Gefühle von Schuld und Sühne loszulassen, Sinnfragen zu klären, Dankbarkeit und Versöhnung zu erreichen und letztlich ein neues Leben zu beginnen.

Dabei helfen wieder Imagination, Rituale (Briefe schreiben und verbrennen, Gegenstände begraben) und Geschichten erfinden (erzählen und spielen).

Die Herangehensweise mit der Ego-State-Therapie ist ganz ähnlich, denn hier geht es genauso um verletzte innere Anteile.

5.11 Hypnose und die Integration von Ego-State-Therapie und Teilearbeit

Die Ego-State-Therapie ist eine weitere psychotherapeutische Methode aus der Traumatherapie. Sie wurde von John und Helen Watkins entwickelt.

John Watkins, 1964 bis 1987 Professor für Psychologie und Direktor der klinischen Ausbildung an der Universität von Montana (USA), zählt zu den Pionieren der Hypnotherapie (Watkins 2003) und ist Mitbegründer der Society for Clinical and Experimental Hypnosis (SCEH). Seine 2002 verstorbene Ehefrau Helen Watkins war Psychologin.

Menschen, die schwer verletzt wurden im Sinne eines Traumas, entwickeln zum Schutz ihrer Persönlichkeit Abwehrmechanismen gegen die mit der Verletzung verbundenen Schmerz- und Angstgefühle. Einige tun dies, indem sie ihre Persönlichkeit in verschiedene *Ich-Anteile* (englisch: *ego states*) »aufteilen«. Dies geschieht zunächst fast immer unbewusst. Diese Ich-Anteile können wie »eigene Persönlichkeiten« ein Eigenleben entfalten, mit »eigenem« Willen, »eigenen« Gedanken und Gefühlen. Die *Ego-State-Therapie hilft den Betroffenen, diese Ich-Anteile wieder besser in Richtung einer ganzheitlichen Persönlichkeit miteinander zu verbinden.*

(Aufbauend auf der Erkenntnis, dass der Mensch verschiedene innere Anteile entwickeln kann, entstanden unterschiedliche therapeutische Herangehensweisen: Die Arbeit mit dem »inneren Kind« findet beispielsweise Niederschlag in der psychodynamisch imaginativen Traumatherapie von Reddemann, s. o.)

Die Ego-State-Therapie berücksichtigt psychoanalytische Theorien, hypnoanalytische Techniken und neuere Erkenntnisse aus der Behandlung dissoziativer Störungen. Sie basiert wie beschrieben auf der Theorie, dass die Persönlichkeit aus verschiedenen Ich-Anteilen besteht. Bei diesen Anteilen handelt es sich um folgende umgrenzte und beschreibbare *»Unter-Persönlichkeiten«:*

a) Gesunde Ich-Anteile

Unter »Ich-Anteil« versteht man einzelne Aspekte der Persönlichkeit, des eigenen Selbst.

(Sinn und Wirkung der verschiedenen Ich-Anteile sind unten im Kap. 5.12 beschrieben.)

Ein gesunder, nicht traumatisierter Mensch kennt und nutzt etwa fünf bis 15 solcher Ich-Zustände. Sie sind klar bewusst und werden vom Ich gelenkt. Die meisten solcher Ich-Anteile entstehen in der Kindheit im Zuge der normalen Entwicklung.

Gesunde Ich-Anteile sind Anteile aus dem »Alltagsteam«, z. B. der »kompetente Fachmann«, der vor den Kollegen einen Fachvortrag halten kann, oder die »gute Gastgeberin«, die den Kaffee von rechts nachschenken kann, oder der »coole Typ« in der Disco oder der begeisterte »Rennradfahrer«. Das sind Anteile, über die der Mensch verfügt und zwischen denen er je nach Bedarf umschalten kann.

b) Ungesunde integrierte Anteile

Im Übergangsbereich zwischen den gesunden und den abgespaltenen Anteilen gibt es ungesunde, integrierte und bewusst zugängliche Anteile, die auch ohne Hypnose oder Trance therapeutisch bearbeitbar sind.

Ein neuer Ich-Anteil kann auch als Folge eines Widerstands in der Therapie auftreten. Der Patient wird z. B. »plötzlich so müde«. Dadurch soll das Bewusstwerden einer alten, der aktuellen Realität schlecht angepassten Struktur des Patienten (bzw. beängstigender Gefühle dahinter) verhindert werden. Der neue Ich-Anteil hat die Aufgabe, davon abzulenken, »dass es da etwas gibt«, oder einen anderen

Ich-Anteil, der mit der Gestaltung der alten (und heute unangemessenen) Struktur beauftragt war, zu schützen.

Der Therapeut könnte jetzt mit dem aktuellen Widerstand arbeiten, d. h. ihn zum Beispiel zum Kennenlernen »auf die innere Bühne bitten«, und ihn sich vom Patienten bildhaft vorstellen (imaginieren) lassen. (»Was ist die Aufgabe dieser Müdigkeit, vor was soll sie schützen?«) Gelingt dies, führt es zum ursprünglichen Ich-Anteil (also der heute schlecht angepassten Struktur), mit dem dann therapeutisch weitergearbeitet werden kann.

Abwehrmechanismen sind bis zu einem gewissen Grad der Ausprägung als ganz normale Schutzmechanismen zu betrachten, die jeder Mensch hat und braucht. Krankheitswert hat eine jeweils extreme Ausprägung. Das ist beispielsweise der Fall, wenn die Entwicklung der inneren Struktur in unbewältigten Konflikten bzw. den Grundkonflikten festhängt. Dann leisten solche Ich-Anteile ihre überkommenen Aufgaben, die für »den Menschen heute« eine ungesunde Wirkung haben.

c) Abgespaltene Ich-Anteile

Mit traumatisch verletzenden Situationen verbundene Gefühle können so stark sein, dass Menschen sie nicht aushalten. Auch konfliktbeladene Situationen können an einen Menschen Forderungen stellen, auf die er noch »keine Antwort« hat und die eine entsprechend tiefe Angst auslösen können. Dagegen wird ein Abwehrmechanismus aufgebaut. Eine Form ist die Abspaltung von Ich-Anteilen. In diesen sind Gefühle und Energien ungelöster Traumata abgespeichert. Es können spezielle Formen und Aufgaben solcher Ich-Anteile unterschieden werden.

Abgespaltene Ich-Anteile erscheinen so, als hätten sie eine »eigene Persönlichkeit« mit »eigenen« Gefühlen und Gedanken. Sie halten ihre Existenz für hilfreich und überlebenswichtig, sind potenziell auch auf lebenslanges Bestehen angelegt. Manche »kennen« sich gegenseitig und sind miteinander in Kontakt. Andere sind gänzlich abgespalten (Untergrund-Ich-Anteile); die Kernpersönlichkeit steht nicht mehr in Kontakt mit ihnen, und sie sind oft nur noch mithilfe von Hypnose oder Trance zugänglich.

Solche Ich-Anteile sind nicht zu verwechseln mit im Zuge der psychosozialen Entwicklung aufgenommenen Introjekten, also inneren Abbildern von Personen, die uns wichtig waren und deren Werte, Normen und Verhaltensmuster wir in uns aufgenommen haben.

Introjekte starten nicht als Abwehrmechanismen und sind auch ohne Hypnose oder Trance im therapeutischen Gespräch zugänglich für die Aufnahme neuer, realer Informationen (d. h. lassen ein »Update« ihrer selbst zu). Lautet beispielsweise ein überbrachtes Gesetz (Introjekt) einer wichtigen Bezugsperson aus der Kindheit »Du darfst nicht weinen«, so kann der innere Anteil, der das vertritt, in der Therapie nach und nach umlernen, bis das neue, eigene Gesetz schließlich lautet »Du darfst weinen, so viel du willst«. Introjekte bestehen nicht darauf zu bleiben (wie die Ich-Anteile); man kann sie ändern oder auffordern zu gehen.

Ziele

Oberstes Ziel ist es, den Stress im inneren System zu reduzieren und die Energie wieder auf die Gestaltung eines erfüllten Lebens auszurichten. Der Patient soll lernen, die unterschiedlichen Persönlichkeitsanteile (die damit verbundenen Bedürfnisse und Standpunkte) besser miteinander abzustimmen und sich für die wesentlichen zu entscheiden und entsprechend zu handeln. Je nach Schweregrad der Störung können die Ich-Anteile vollständig integriert werden (»inneres Team«), oder sie werden, nun gelenkt vom eigenen Selbst, symbolisch weiterhin als »eigene Persönlichkeiten« betrachtet, aber jetzt konstruktiv-integrativ eingesetzt.

Methoden

Die abgespaltenen Ich-Anteile sind ein Teil vom eigenen Selbst. Deshalb ist es wichtig, sie als *wertvolle Ressource* anzunehmen und zu würdigen: Sie haben treu und zuverlässig über lange Jahre genau das getan, womit sie einst beauftragt wurden. (Auch wenn sie heute nicht mehr angemessen für das Selbst des Patienten sorgen können).

Die Therapie erfolgt in vier Phasen:

1. innere Sicherheit schaffen
2. Trauma finden, Ressourcen klären
3. stabilisieren, Traumaerfahrung durcharbeiten
4. Erfahrungen integrieren, Persönlichkeit und Identität festigen

In der Hypnotherapie kann der Therapeut einen Ich-Anteil direkt ansprechen. Er wird so symbolisch-imaginativ aktiviert und kann zu seiner Geschichte, zu seinen Erfahrungen, seiner Aufgabe, seinen Zielen,

Gedanken, Wünschen, Hoffnungen und Ängsten direkt befragt werden. Im »Gespräch« des Therapeuten bzw. des Patienten mit dem Ich-Anteil und der Ich-Anteile untereinander können sich diese verändern und entwickeln. Der Patient kann die Ich-Anteile mit neuen Daten zur aktuellen Realität versorgen und lernen, die in diesen Ich-Anteilen enthaltenen Erfahrungen und Ideen selbst zu steuern und zu integrieren und die oft verborgenen Ressourcen zu nutzen.

Verfestigte Ich-Anteile »fürchten« häufig, dass sie sich auflösen oder verschwinden sollen, wenn sie in der therapeutischen Arbeit »entdeckt« werden. Deshalb ist es *wichtig, ihre bisherigen Verdienste zu würdigen*, so paradox es erscheinen mag, und ihnen Unterstützung zukommen zu lassen oder ihnen neue wichtige Aufgaben zuzuweisen, denen sie sich gewachsen fühlen, sie also somit neu zu integrieren.

Jeder Persönlichkeitsanteil, auch der für die Flugangst zuständige, will helfen und etwas Positives beitragen, auch wenn es nach außen nicht so aussieht. Die Teile sind innere Energiepakete, die irgendwann in der Lebensgeschichte entstanden sind und ihre eigene Geschichte und Aufgabe und oft auch ihren eigenen Namen haben.

Die genaue Entstehungsgeschichte bleibt oft im Verborgenen: Die Patienten können sich in der Regel nicht an das ursprüngliche Geschehen erinnern.

Diese Technik dient dazu, mit diesem Teil in einen wertschätzenden Kontakt zu treten, während die anderen Teile in der hypnotischen Trance ausruhen können. Im imaginierten Rollenspiel werden die verschiedenen Persönlichkeitsanteile zu einer Versammlung eingeladen, mit dem Ziel eines produktiven inneren Austauschs mit Steigerung der Kompetenz und der Selbstkontrolle.

Wie Watkins und Watkins (2003) ausführen, ist es immens wichtig, dass gerade in den frühen Stadien der Ego-State-Therapie *das Explorieren des problematischen Anteils im Kontext der Ich-Stärkung und Wertschätzung stattfindet.*

Fallbeispiel: Inge

Inge war eine 44-jährige Pharmazeutin und kam zur Behandlung, weil sie eine Panikattacke erlebt hatte, als ein Flugzeug, in dem sie saß, plötzlich den Start bei hoher Geschwindigkeit abbrechen musste. Sie war leider nicht fest genug angeschnallt und prallte durch die enorme Bremswirkung mit der Stirn so heftig auf den Vordersitz, dass sie eine Platzwunde und eine Gehirnerschütterung davontrug. Sie hatte geglaubt, »verrückt zu werden oder einen Schlaganfall zu bekommen«.

»Als ob da noch jemand anderes in mir ist.« (!)

Gleichzeitig ärgerte sie sich über sich selbst, denn »es ist ja klar, dass ich nie in Lebensgefahr gewesen bin«.

Erste Sitzung:

Erste Erfahrung mit einer hypnotischen Wohlfühltrance.

Dann folgte das Explorieren in Trance, was oder wer denn da noch in ihr sei. Im Anschluss erzählte sie, schon einmal ein ähnliches Gefühl gehabt zu haben, als sie mit 21 Jahren in einem Verkehrsstau im Arlbergtunnel (14 km lang) festgesessen hatte. Damals hätte sie stundenlang panische Todesangst gehabt und hätte sich so alleine und hilflos ausgeliefert wie nie zuvor in ihrem Leben gefühlt. Dieses Erlebnis hätte sie danach vollkommen verdrängt.

Zweite Sitzung:

Hier machten wir zu ihrer Stärkung in Trance eine Altersprogression, bis sie einen Zeitpunkt in der Zukunft erreichte, zu dem alle Probleme, derentwegen sie in die Therapie gekommen war, völlig gelöst wären. Dies gelang völlig problemlos.

Dritte Sitzung:

Aufgrund der bisher explorierten Vorgeschichte entschied ich mich für eine Intervention aus der Ego-State-Therapie.

Anleitung: Ich-Anteile

Nach der Tranceinduktion und der allgemeinen Wohlfühltrance mit Verankern im sicheren Hier und Jetzt:

»Erlauben Sie sich ... in Ihrer Zeit an einen Ort der Ruhe und Sicherheit zu gehen ... und suchen Sie sich einen angenehmen Platz aus ... wo Sie sich wohlfühlen können ... und bitten Sie Ihre Persönlichkeitsanteile zu einer Ratssitzung ... oder Konferenz ... bitten Sie auch den Anteil in sich ... der für die Angst zuständig ist ... zu erscheinen ... voller Respekt und Wertschätzung für seine Dienste ... und bedanken Sie sich ... wenn er erscheint ... und fragen Sie ihn, wie er heißt ... wie sein Name ist ... und fragen Sie ihn nach seinem Anliegen ... seinen Absichten ... und drücken Sie Ihre Anerkennung aus ... und sagen Sie ... dass es Ihnen so nicht guttut ... und ob es vielleicht einen anderen Weg gibt ... um diese Absichten zu verwirklichen ... und warten Sie auf ein Signal ... ob er damit einverstanden ist ... und bitten Sie Ihre kreativen Anteile ... Alternativen zu finden ... jetzt

gleich oder in den kommenden Nächten und Tagen ... und drücken Sie immer wieder Ihre Wertschätzung aus ... und lassen Sie Ihre Anteile untereinander verhandeln ... was man anders tun könnte ... und seien Sie einfach neugierig und offen ... was kommt ...«

Es stellte sich heraus, dass sich der Ich-Anteil, der sich »Nebel« nannte, als Beschützer von Inge seit jeher um sie kümmerte: Er habe sie schon viel früher in ihrem Leben vor dem Sterben beschützt. Neugierig geworden, vereinbarten wir für die nächste Sitzung eine Altersregressionsarbeit, denn sie wollte unbedingt herausfinden, wovon »Nebel« sprach.

Vierte Sitzung:
In einer Altersregressionstrance, die ich mithilfe ideomotorischer Signale bis zum Zeitpunkt ihrer Geburt anleitete, reagierte Inge plötzlich beim Alter von drei Jahren äußerst unruhig, ängstlich, schrie laut auf und kehrte spontan aus der Trance zurück. Sie hatte keine Erklärung, was damals vorgefallen war. Es sei eine panische Angst und das Gefühl, keine Luft zu bekommen, spürbar gewesen. Gesehen habe sie nichts.

Beim Befragen ihrer Mutter stellte sich heraus, dass die Patientin im Alter von drei Jahren an einem aspirierten Knopf fast erstickt wäre. Ein Notarzt konnte ihr damals mithilfe einer Notintubation das Leben retten. Aber: Sie fühlte sich im Notarztwagen und später im Spital so schrecklich alleine und im Stich gelassen.

Fünfte Sitzung:
Wir setzten die Ego-State-Therapie in Trance fort, in der Inge sich das holen konnte, was sie damals gebraucht hätte: Beistand und Trost. Und eine Erklärung, was denn damals vor sich gegangen war. Sie konnte sich beruhigen, dabei schöne Bilder von sicheren Orten und hilfreichen Wesen kreieren sowie sich bei »Nebel« für die getane Arbeit bedanken und sich mit ihm darauf einigen, dass »Nebel« die dahinterliegende Energie nun für etwas anderes, Positiveres, verwenden könne, denn sie sei ja jetzt nicht mehr in einer lebensbedrohlichen Situation.

Sechste Sitzung:
Diese Sitzung widmeten wir der Arbeit an der Integration der vorangegangenen Erkenntnisse und Erlebnisse in Trance.

Die Patientin fühlte sich völlig symptomfrei, leicht und voller Lebenslust und hatte keine Angst mehr vor dem nächsten Flug.

Da die Angstzustände für Inge vorerst unerklärlich waren und sie sich dann in Trance an ein verdrängtes früheres angstbesetztes Erlebnis wiedererinnerte, entschied ich mich in diesem Fall für die Ego-State-Technik.

Vor allem der Satz: »Als ob da noch jemand anderes in mir ist ...« führte mich auf die richtige Fährte: Das kleine, dreijährige Mädchen als verletzter innerer Teil musste erst aus dieser Angst und dem Schmerz befreit werden, um angstfrei zu werden.

5.12 Anleihen aus dem Coaching und dem Konfliktmanagement: Das »innere Team« und der »innere Dialog«

So werden vom Hamburger Psychologen Friedemann Schulz von Thun (2004) erarbeitete Persönlichkeitsmodelle bezeichnet, die die Gesamtheit der »Geiste« oder »Seelen in der Brust« eines Menschen mit ihren unterschiedlichen Wertvorstellungen und Normen beschreiben.

Im *inneren Team* sind analog der (viel älteren) »Parts Party« von Virginia Satir oder den Ego States die verschiedenen Persönlichkeitsaspekte vertreten und spielen eine eigene Rolle.

Wenn das innere Team »die Zusammenarbeit verweigert« und eine innere Zerrissenheit (»zwei Seelen in seiner Brust«) entsteht, spricht Schulz von Thun von einem »inneren Kuddelmuddel«, das zu inkongruenten Nachrichten führt. Obwohl jemand etwas nicht möchte, sendet er dann gegenteilige Botschaften an sein Gegenüber. Beispiel: Jemand weint, sagt aber auf Nachfragen, es sei alles in Ordnung – wie soll der Empfänger reagieren?

Um das »innere Kuddelmuddel« zu verstehen, kann der innere Dialog bewusst gemacht werden. Schulz von Thun empfiehlt »Wahrnehmen – Interpretieren – Fühlen«.

Der »innere Dialog«

Der innere Dialog ist ein »Gespräch« zwischen den Mitgliedern des inneren Teams. Dabei sitzen die Mitglieder des inneren Teams als Vertreter einzelner Aspekte und Meinungen sozusagen um einen runden Tisch, unterhalten sich über ihre Wünsche und Ängste und versuchen, ihre Ziele durchzusetzen. Einige sind laut und kraftvoll, andere leise und zögerlich. Und oft fällt es ihnen schwer, zu einer tragfähigen gemeinsamen Entscheidung zu kommen.

Dieser Dialog findet ständig statt, meist ohne dass man sich dessen bewusst ist. Nach außen wird meist nur das Ergebnis sichtbar.

Ein solcher innerer Dialog kann auch bewusst geführt werden. Er hilft bei der eigenen Klärung und Entscheidungsfindung. Therapeutisch kann er genutzt werden zur Integration ungeliebter oder abgespaltener Persönlichkeitsanteile. Dazu werden auch Methoden des Konfliktmanagements genutzt und die einzelnen Rollen einer »inneren Führung« unterstellt. Außerdem wird gelernt, die Aufstellung der Mitglieder des inneren Teams je nach Situation und Gegenüber zu variieren.

5.13 Parts Party in Trance

Virginia Satir, eine der Pionierinnen der Familientherapie im Amerika der 1970er-Jahre (angelehnt an die Psychodramaarbeit von Fritz Perls), hat dieses Verfahren ursprünglich als Rollenspiel entwickelt.

Die verschiedenen Gefühle einer Persönlichkeit werden mithilfe von Rollenspielern in einer partyähnlichen Atmosphäre aufgezeigt. Wichtig ist, wie wir mit ihnen umgehen, ob wir sie pflegen, achten und gerne zeigen oder sie unterdrücken und nur im Notfall hervortreten lassen.

Je nach persönlicher Vorliebe gestalten Sie die Party modern, barock oder wie im Märchen.

Anleitung: Parts (Märchen-)Party in Trance
Nach einer allgemeinen Tranceinduktion, beispielsweise zum sicheren Ort:

»Stellen Sie sich vor, Sie sind der König oder die Königin und wollen heute ein großes Fest feiern. Für das leibliche Wohl ist gesorgt, der Thronsaal ist gerichtet, und die Diener sind bereit ... die geladenen Gäste sind sorgfältig ausgewählt. Es sind Ihre getreuen Untertanen, Anteile Ihrer eigenen Persönlichkeit, die in der Rolle einer bekannten ›Figur‹ daherkommen ... am Schluss des Festes werden Sie alle Ihre Gäste als hilfreiche Diener Ihrer königlichen Persönlichkeit erkennen und merken, wie wertvoll es ist, dass alle zu einem kreativen Team zusammengewachsen sind ... lassen Sie sich überraschen ... vielleicht sind Sie ja kreativ ... vielleicht haben Sie ja Picasso gebeten, diesen Anteil zu repräsentieren ... vielleicht auch mitfühlend ... wäre da Mutter Theresa als Gast vielleicht passend ... und Ihre Weiblichkeit könnte heute als Claudia Schiffer anwesend sein ... und Ihre Männ-

> lichkeit vielleicht als George Clooney ... ach ja, und der Gast, um
> den sich heute alles dreht ... Ihre Angst ... kommt in der Verkleidung
> eines Hasen daher ... Sie sitzen auf Ihrem Thron und beobachten die
> Gäste ... manche haben sich sofort miteinander angefreundet ... und
> unterhalten sich angeregt ... oder tanzen ... manche sind sehr steif
> und spröde ... provozieren und streiten ... manche stehen gelangweilt
> in der Ecke, weil sich gar niemand mit ihnen unterhalten will ...
> geben Sie jedem Gast eine Stimme und seien Sie ganz aufmerksam
> ... vielleicht sind Sie erstaunt ... was Sie da beobachten können und
> welche Dialoge sie zu hören bekommen .... solche Gespräche kennen
> Sie ... haben die nicht schon oft in ihrem Kopf stattgefunden ...«

So ungewöhnlich der Name »Party« erscheint, so groß ist dabei der
Spaß am Lernen und so erfolgreich das Ergebnis, sich selbst besser
kennenzulernen, anzunehmen, zu würdigen und eine ausgewogene
Balance aller Persönlichkeitsanteile anzustreben.

Der Patient kann in diesem inneren Rollenspiel auch erkennen,
welche Dialoge sich in seinem Unbewussten ereignen.

5.14 Affektbrücke, Kino-Technik und Reparenting

Die Affektbrücke wurde erstmals von John Watkins benannt. Es ist
eine sehr effektive Intervention zur Aufdeckung biografischer Hinter-
gründe und Aufarbeitung der Angst (Watkins u. Watkins 2003).

Der Begriff beschreibt die *assoziative Verbindung einer in der Vergangenheit liegenden Ausgangssituation und des dazugehörigen Ausgangs-
zustands zu bekannten derzeitigen Situationen oder Dingen, die mit
gleichen oder ähnlichen Gefühlen und damit einhergehenden körperlichen
Empfindungen verknüpft sind.*

Die *Affektbrücke* klärt das momentane Angstgefühl auf, indem
es über eine Art Zeitbrücke an den Ursprung des Gefühls und somit
der Erfahrung/des Traumas führt. Die Bearbeitung traumatischer
Erinnerungen am Originalschauplatz in der Lebensgeschichte wird
somit möglich.

Die Einführung des Begriffs hängt mit neueren neuropsycholo-
gischen Erkenntnissen zusammen, wonach es affektive Assoziationen
unabhängig von Kognitionen und kognitiven Assoziationen geben
kann.

Die Affektbrücke wird als Methode eingesetzt, um Ereignisse psychotherapeutisch zu bearbeiten, die oftmals weit zurückliegen, und unter deren unverarbeiteter emotionaler Belastung der Mensch noch aktuell leidet. Mit dieser Herangehensweise können die mit dem Ereignis verbundenen Gefühle und körperlichen Empfindungen aktualisiert und intensiviert werden, um so den Zugang zur therapeutischen Bearbeitung zu ermöglichen. Eine solche Bearbeitung ermöglicht dem Menschen, sich von den belastenden Affekten frei zu machen und die Problematik neu zu verstehen.

Anleitung: Affektbrücke

Sie führen den Klienten in die Situation hinein, in der er die Angst hat, und aktivieren die in dieser Situation auftretenden Gefühle und physiologischen Muster. Viele Klienten entwickeln in den Situationen, in denen sie Probleme haben, eine Spontanregression hin zu (Kindheits-)Ereignissen, die sie unbewusst innerlich aktivieren. Viele Klienten haben gelernt, genau diese Situationen zu vermeiden, deshalb ist es so wichtig, gemeinsam die Auslöser genau zu identifizieren (s. dazu auch Kap. 5.5). Wichtige Voraussetzung wiederum ist eine Atmosphäre von Selbstbestimmung, also Eigenkontrolle!

»Schließen Sie die Augen, und erinnern Sie sich einfach an eine Situation ... in der sie diese Angst deutlich spürbar hatten ... und gehen Sie da noch einmal hin ... und wenn Sie da sind ... spüren Sie genau nach ... wie sich das anfühlt ... und beschreiben Sie alles ganz genau ... und Sie wissen ... wie alt Sie sind ... und Sie wissen ... dass man sich sehr unterschiedlich alt fühlen kann ... und wie alt fühlen Sie sich ... wenn Sie dieses Gefühl haben ... fühlen Sie sich erwachsen ... oder jünger ... und erlauben Sie sich nun ... sich einmal so klein werden zu lassen ... gehen Sie einfach zurück ... wie über eine Brücke ... bis hin in die Zeit ... welche Situationen tauchen auf ... und noch weiter ... wie war es in der Schule ... wie war es zu Hause ... lassen Sie sich alle Zeit ... wo dieses Gefühl passt ... und was geschieht da ... wo Sie so klein sind ... und das Gefühl haben ... sich so ängstlich ... so panisch zu fühlen ... zu schwitzen ... die Übelkeit ... was genau nehmen Sie wahr ... und Sie wissen ... dass Sie hier sind, sicher ... und geborgen ... und sehen vor dem inneren Auge die Situation ... als Sie all das zum ersten Mal in Ihrem Körper spürten ...«

(Jetzt Einführung der Kino-Technik zur Dissoziation)

»*Stellen Sie sich nun vor ... Sie sehen alle diese Bilder wie im Kino ... oder im Fernsehen ... und Sie sehen sich selbst als Zuschauer von außen ... und zuerst kommen die Filme im Kino ... und dann im Fernsehen ... dann auf Video ... und erlauben Sie sich nun einmal ... all diese Szenen auf Video zu sehen ... von Anfang an ... wo noch Sicherheit besteht ... wann es schlimmer wird ... am schlimmsten ist ... und wieder Sicherheit besteht ... und Sie können sich vorstellen ... eine Fernbedienung in der Hand zu halten ... und Sie können den Film verändern ... vorspulen ... rückwärtsspulen ... Standbilder machen ... Farbe rausnehmen ... und es kann interessant sein ... sich vorzustellen ... selbst Regisseur zu sein ... und Sie können alle Szenen verändern ... Ihre inneren kreativen Anteile ... ganz spielerisch einfach einmal die Arbeit überlassen ... und einfach einmal neugierig sein ... was Neues entstehen kann ...*«

(Nun folgt das Reparenting (Phillips u. Frederick 2003): Da bietet man dem Patienten an, sich selbst als Erwachsener zu sehen, der zu diesem Kind hingeht, es in den Arm nimmt und tröstet.)

»*Und ich kann mir vorstellen ... dass man jemanden braucht ... der einen versteht und einem zur Seite steht ... jemanden ... der einem erklärt ... was eigentlich vorgeht ... und für manche sind es Elternteile ... für andere hilfreiche Bekannte ... oder auch Sie selbst ... der Sie heute erwachsen sind und so viel mehr wissen ... und verstehen ... und dem Kind erklärt ... und ihm das gibt ... was es in dieser Situation braucht ... und sich viel Zeit nimmt ... um zu spüren ... was man vermisst hat ... was man gebraucht hätte ... und es ist so schön ... jetzt als Kind all das zu bekommen ... genährt zu werden ... und zu verstehen ... und sich Zeit zu lassen ... seinen eigenen Gefühlen ... all den Raum zu geben ... und all die Zeit ... die es braucht ... um zu wachsen ... und zu heilen ... sodass das Kind in Zukunft ... sich in diesen Situationen ganz anders fühlen kann ... ganz von selbst ... und man braucht nicht zu wissen ... wie das funktioniert ... zu lernen ... ohne wissen zu müssen ... wie man lernt ...*«

So wird ermöglicht, die negative Erfahrung dieses Vergangenheitserlebnisses emotional anders zu verarbeiten. Ziel der Arbeit mit der Affektbrücke ist es, den infantilen Bewältigungsmechanismus von damals aufzulösen, sodass ein anderes Fühlen, Denken und Verhalten möglich wird.

Es entstehen individuelle Erklärungsmodelle, die von den Patienten bereitwilliger angenommen werden können als allgemeine Erklärungsversuche.

5.15 Die Trancesymptomgestalt – Metamorphose in sechs Schritten

Diese Veränderungsarbeit ist eine *Kombination aus hypnotischer Teilearbeit und Sinnesmodalitäten-Veränderungsarbeit*, sodass das Ursprungsproblem des Klienten in eine Ressource verwandelt werden kann. Hier wird der Zugang zum inneren Wissen über Empfindungen im Körper gesucht.

Es ist ursprünglich eine bewährte therapeutische Intervention der Psychosomatik. Dort wird sie »Externalisierung und Dissoziation« des Problems genannt. Man arbeitet mit *typischen Interventionsfragen*, wie:

1. – »Wenn das Symptom reden könnte, was würde es sagen?«
2. – »Wenn das Symptom ein Gegenstand wäre, was wäre es?«
3. – »Und was würdest du damit machen?«

Anleitung: Metamorphose der Symptomgestalt

Bei der Beschäftigung mit seiner Flugangst lenke ich als Therapeut einmal die Aufmerksamkeit des Patienten ganz bewusst auf den Körper und frage, welches Körpergefühl in der angstbesetzten Situation, z. B. beim Starten des Flugzeugs, gerade entsteht. Er möge ganz aufmerksam hineinspüren und, ohne es zu werten, das Gefühl einfach wahrnehmen.

Im nächsten Schritt wird der Patient aufgefordert, ganz spontan einen Satz oder ein Bild zu finden, also ein sprachliches oder bildhaftes Symbol, mit dem sich das körperliche Gefühl ausdrücken lässt, z. B. »Enge«.

Im dritten Schritt soll das Gefühl von einem inneren Übersetzer in etwas Hörbares oder Riechbares ausgedrückt werden: In diesem Beispiel wurde das Gefühlte von einem inneren Übersetzer folgendermaßen übersetzt: »Du bist ein Feigling!«

(4) Nun soll als vierter Schritt ein weiser innerer Rat einen Tipp für die Zukunft geben: Hier: »Du bist okay!«

(5) Als fünfter Schritt soll er nun den Rat aus dem vierten Schritt im Körper fühlen. Und hier spürt nun der Klient, dass es sich ganz weit und frei im Körper anfühlen kann. (Hierzu setze ich wieder gerne Töne oder Berührungen zur bilateralen Stimulation als Reprocessing-Methode ein.)

(6) Im abschließenden sechsten Schritt induziere ich nun eine Wohlfühltrance mit Zeitprogression in die bevorstehenden Flüge.

Dann bitte ich das Unbewusste, sich in der Nacht im Schlaf und auch im Wachzustand auf tieferer Ebene weiter mit dieser Lösung zu beschäftigen.

5.16 Das »Klopfen« – Prozessorientierte Energetische Psychologie (PEP)

PEP ist die konsequent prozessorientierte Nutzung verschiedener Techniken aus dem Bereich der energetischen Psychologie (Bohne 2008) und stellt eine Methode zur Linderung und Behandlung von Angst durch Stimulation von Akupressurpunkten dar.

PEP wird sowohl als psychotherapeutische Technik als auch in der Selbsthilfe eingesetzt und arbeitet im Unterschied zu klassischen psychotherapeutischen Methoden mit dem »Energiesystem« des menschlichen Körpers (vergleichbar der Meridiantheorie der Traditionellen Chinesischen Medizin und der daraus abgeleiteten Methode der Akupunktur).

Die PEP basiert auf der Grundannahme, dass der Grund aller negativen Emotionen in einer Unterbrechung (Störung) des körpereigenen Energiesystems liegt.

Wenn die Ursache für alle negativen Emotionen in einer Unterbrechung, einer Störung im Energiesystem des Körpers zu suchen ist, ergäbe sich auch ein anderer therapeutischer Zugang:

Ziel und Methode der Behandlung wären demnach eine Wiederherstellung des ungestörten Energieflusses im Körper.

Um das zu erreichen, werden von den PEP-Anwendern spezifische Meridianpunkte am Kopf, Oberkörper und der Hand mit den Fingern geklopft oder massiert, während der Patient sich auf sein Problem konzentriert.

Durch Selbstwirksamkeitserfahrungen wie das Selbstbeklopfen der Akupunkturpunkte (Beginn an der Hand: Lunge 11, Dickdarm 1, Kreislauf-Sexus/Pericard 9, Herz 9, Dreifacher Erwärmer 3, Dünndarm 2, anschließend Kopf: Blase 2, Galle 1, »Drittes Auge«, Magen 1, Gouverneursgefäß 26/27, Zentralgefäß 24 am Hals und abschließend Oberkörper: Niere 27, Thymuspunkt, Leber 14, Milz/Pankreas 21 und der »Selbstakzeptanzpunkt« am linken Schlüsselbein), verschiedene neuronale Selbststimulationen und Selbstakzeptanzstrategien werden die emotionalen und kognitiven Verarbeitungsprozesse günstig beeinflusst und Ängste aufgelöst.

Zusätzliche Elemente sind spezielle Leitsätze wie:

»Auch wenn ich mich bisher vor dem Flug gefürchtet habe, liebe und akzeptiere ich mich selbst, wie ich bin!«

5.17 Zur Beendigung offener Sitzungen

Bei der Therapie von traumatisierten Klienten kann es zu erheblichen Affekten kommen. Vor allem dann, wenn die Patienten belastende autobiografische Erinnerungen haben und diese in assoziierter Form wieder erleben.

Nicht immer ist es möglich, eine derartige Sitzung zu einem befriedigenden Abschluss zu bringen. Manchmal ist die Aufarbeitung unvollständig, oder es gelingt in der Therapiestunde nicht, das Wiedererlebte umzuinterpretieren und aufzuarbeiten.

Oft entspricht es dem Bedürfnis des Klienten, ihm Zeit zu geben, über das Geschehene zu trauern und den Schmerz zu spüren. Zu schnelle Lösungsversuche der Therapeuten werden dann abgelehnt, da sie das erlittene Leid nicht genügend würdigen und wertschätzen.

Die im Folgenden aufgeführten Formulierungen sind geeignet, derartige Sitzungen zu einem guten Abschluss zu bringen und dem Klienten eine positive Perspektive zu geben. Gleichzeitig bereiten sie die nächsten Sitzungen vor:

 »Es ist gut, den ersten Schritt getan zu haben, und man braucht nicht zu wissen, welche Schritte als nächste folgen werden, denn man kann sich dabei Zeit lassen.«

 »Und Sie können all die Erfahrungen, an die Sie sich jetzt erinnert haben, und all diese Gefühle hier in diesem Raum lassen und sich mehr und mehr davon entfernen. Und erst, wenn Sie hierher zurückkommen, werden Sie sie wieder finden.«

»Sie können das alles jetzt gut verschließen und einschließen in einen sicheren Safe, an den niemand herankommt. Wo nur Sie den Schlüssel haben und die Kombination der Zahlen kennen und wo all die Dinge ruhen können, bis Sie den Safe wieder öffnen. Und der Safe ist sicher und stabil.«

6. Akute Kriseninterventionen während des Flugs

Die Überschrift könnte auch lauten: Was kann ich tun, wenn jemand neben mir im Flugzeug einen Angstanfall kriegt?

Wenn Sie einfühlsam auf Ihren Sitznachbarn reagieren, wird er sich dadurch bereits ruhiger fühlen. Die angenehme Erfahrung, dass er verstanden und angenommen wird, hat eine sehr angstreduzierende Wirkung.

Merke: Was in der Krise wirkt, ist primär die Beziehung und nicht eine bestimmte therapeutische Technik oder Methode allein.

Folgende Grundhaltungen mögen zunächst selbstverständlich klingen, bieten jedoch wesentliche Hinweise zur Gestaltung der therapeutischen Haltung in der Krisenintervention:

1. Ich nehme den anderen an, wie er ist.
2. Ich fange dort an, wo der andere steht.
3. Ich zeige, dass ich mit ihm Kontakt aufnehmen möchte.
4. Ich verzichte auf argumentierendes Diskutieren.
5. Ich verzichte auf das Anlegen eigener Wertmaßstäbe.
6. Ich orientiere mich an den Bedürfnissen des Betroffenen.
7. Ich vermeide objektivierende Distanz.
8. Ich arbeite an der Kooperation.
9. Ich nehme die in mir ausgelösten Gefühle wahr.
10. Ich frage mich, worauf mich diese Gefühle hinweisen.

Manche Psychotherapeuten und Ärzte neigen zu einer zu neutralen Haltung, weil sie das von ihrer Arbeitspraxis so gewohnt sind. In der Krisenintervention ist jedoch eine engagierte und parteiische Haltung nötig, wodurch der Betroffene spüren kann, dass tatsächlich ein Mitmensch an seiner Seite steht!

 – Sprechen Sie ihn an: Lieber einmal zu viel als gar nicht. Fragen Sie nach, ohne zu werten.
– Zeigen Sie Anteilnahme.
– Lassen Sie sich nicht verunsichern, wenn er abweisend oder aggressiv wirkt.
– Vermeiden Sie hektische Mimik und Gestik. Bleiben Sie selbst ruhig.

- Versuchen Sie, Geräusche und Bewegungen des Flugzeugs zu erklären.
- Lenken Sie ihn ab, verwickeln Sie ihn in ein Gespräch.
- Bleiben Sie im Kontakt. Kleine Zeichen können schon viel helfen: Blickkontakt, ein Lächeln, kurzes Nachfragen. Ihre Hand auf seinen Arm legen.
- Leiten Sie ihn zur Entspannung an: »Im Sitz zurücklehnen, den Sitz spüren, richtig atmen.«
- Wichtig: Immer im Atemrhythmus des Patienten sprechen, d. h. pacen, und dann die Führung übernehmen, d. h. leaden, indem man die Ausatmungsphase kontinuierlich verlängert und dabei ganz automatisch die Entspannung vertieft.

Sagen Sie ihm:

»Sie dürfen sich ängstlich fühlen!«

»Atmen Sie in den Bauch!«

»Angst kann unangenehm sein, aber sie ist ungefährlich!«

»Ihre Gedanken erzeugen die Angst, nicht das Flugzeug!«

»Über Ihre Gedanken können Sie die Kontrolle haben!«

»Konzentrieren Sie sich auf das Hier und Jetzt!«

»Konzentrieren Sie sich auf das, was ist. Nicht auf das, was sein könnte!«

»Sie sind an einem sicheren Ort!«

Zum Schluss loben und gratulieren Sie!

Diese altbewährte Technik des »Talk Down«, die nicht nur der kennt, der in Kriseninterventionstechniken geschult ist, ist sehr effektiv und effizient: Was könnte schon tröstlicher sein als die Zuwendung eines mitfühlenden, haltgebenden Mitmenschen?

7. Über den Wolken

7.1 Flugtechnische Fragen und die Antworten erfahrener Piloten

Bitte diskutieren Sie die folgenden Fragen und Antworten mit Ihren Klienten, denn diese Informationen geben den Klienten ein sichereres Gefühl und entlasten Sie als Therapeut bei Ihrer Arbeit.

Wie sicher ist die Fliegerei?

Zeitungen, Fernsehen und Radio vermelden nahezu jeden Flugzeugabsturz, in welchem Winkel der Welt er auch immer stattfindet. Das ergibt natürlich ein schiefes Bild. Würde jeder tödliche Autounfall gemeldet, reichte der Platz in den Zeitungen gar nicht aus. Autos, Busse, Züge und Motorräder, denen sich jedermann ohne Bedenken anvertraut, sind um ein Vielfaches unsicherer als Flugzeuge. Weltweit sterben jährlich 100.000 Menschen bei Autounfällen, in der Luftfahrt waren es im Durchschnitt der vergangenen 15 Jahre etwa 700 Menschen. Obwohl immer mehr Flugzeuge unterwegs sind, ist die Zahl der tödlichen Unfälle, die von der Internationalen Organisation für Zivilluftfahrt (ICAO) registriert wurde, nahezu konstant: 20 pro Jahr. Im Jahre 2000 ereignete sich alle zwei Millionen Flugstunden ein tödlicher Unfall. Statistisch gesehen müsste ein Passagier eine Strecke von vier Milliarden Kilometern fliegen, bevor er bei einem Flugzeugabsturz getötet wird. Das entspricht 100.000 Flügen rund um die Welt oder 14 Flügen zur Sonne und zurück.

Das Gefährlichste ist und bleibt der Weg zum Flughafen!

Was passiert, wenn die Triebwerke ausfallen?

Redundanz ist eines der obersten Gebote im Flugzeugbau. Es bedeutet: Alle lebenswichtigen Systeme müssen mehrfach vorhanden sein. Deshalb gibt es keine einmotorigen Verkehrsflugzeuge. Auch wenn bei einem zweistrahligen Jet wie dem Airbus A 320 oder B 737 im Start ein Triebwerk ausfällt, reicht die Leistung des anderen aus, um den Steigflug fortzusetzen. Ein zweimotoriges Flugzeug, dem im Reiseflug ein Triebwerk stehen bleibt, muss auf dem nächsten erreichbaren Flughafen landen, denn jetzt ist keine Redundanz mehr vorhanden. Statistisch gesehen passiert ein Triebwerksausfall alle 8.000 bis 10.000

Flugstunden ein Mal. Auch wenn alle Triebwerke ausfielen, würde ein Flugzeug übrigens nicht wie ein Stein vom Himmel fallen. Ein Jet käme im Gleitflug aus 10.000 m Höhe noch gut 200 km weit.

Sind Gewitter gefährlich?

Auf dem Schirm des Wetterradars kann man sehen, wie kräftig ein Gewitter ist. Starken Gewittern, wie sie vor allem in den Tropen vorkommen, weicht man besser aus. Aber auch kleinere Gewitter werden gewöhnlich umflogen. Das Gefährlichste sind nicht etwa die Blitze. Die Zelle des Flugzeugs ist aus Metall und damit ein sogenannter Faradaykäfig, der die Passagiere genauso schützt wie es die Karosserie eines Autos tut. Gefährdet ist hingegen die sensible Elektronik an Bord. Der wichtigste Grund, einen großen Bogen um Gewitterwolken zu machen, sind allerdings die enormen Turbulenzen in ihrem Inneren und die damit verbundene Gefahr für Passagiere und Flugzeuge. Bei kleineren Gewittern ist der Umweg ein Zugeständnis an den Komfort des Passagiers, bei größeren allerdings eine Frage der Sicherheit.

Was ist schwieriger: Start oder Landung?

Beide Phasen des Flugs verlangen von der Besatzung höchste Konzentration. Die Beanspruchung bei der Landung ist jedoch rund 50 % höher als beim Start. Beim Start hat es die Besatzung auch deshalb leichter, weil sie in den meisten Fällen ausgeruht und frisch ist. Auf Langstreckenflügen hingegen sind Kapitän, Senior First Officer und Erster Offizier häufig schon zwölf Stunden und länger im Dienst, wenn sie die Maschine schließlich auf dem Zielflughafen landen. Start und Landung sind tausendfach geübte Routine, die nach standardisierten Verfahren abläuft. Aber zu keiner Zeit eines normalen Flugs ist die Arbeitsbelastung im Cockpit höher als jetzt. Checklisten müssen gelesen, Systeme geschaltet werden, von den Fluglotsen kommen Freigaben, Anweisungen und Informationen. All dies wird nach einer genau festgelegten Arbeitsteilung bewältigt. Trotz aller Erfahrung erfordern sowohl Start als auch Landung höchste Konzentration und genaues, fehlerfreies Arbeiten der Crew. Das ist auch nicht erstaunlich, denn das Flugzeug fliegt nahe der Mindestgeschwindigkeit und in Bodennähe. Der Spielraum, Unregelmäßigkeiten auszugleichen, ist also sehr gering. Fällt zum Beispiel beim Start ein Triebwerk aus, was sehr selten vorkommt, dann muss die Crew in kürzester Zeit reagieren. Sie muss das Flugzeug entweder auf der verbleibenden Startbahn sicher zum Stehen bringen oder mit den übrigen Triebwerken abheben, auf eine sichere Höhe bringen und dann wieder landen. Das erfordert richtige Entscheidungen in Sekundenbruchteilen.

Was ist eine gute Landung?

Ein weiches Aufsetzen, meinen viele! Für Piloten gibt es andere, wichtigere Kriterien: die Bahnlänge, deren Beschaffenheit, die Wetterbedingungen, den Bodenwind. So ist für Piloten eine als härter empfundene Landung oftmals die bessere!

Fliegt das Flugzeug automatisch?

Das hängt von der Flugphase ab. Der Start sowie ein Teil des Steigflugs werden immer von Hand geflogen. Dafür gibt es keine Automatik. Im Reiseflug hingegen setzt die Besatzung den Autopiloten ein, der große Teile der manuellen Arbeit abnehmen kann. Er sorgt nicht nur dafür, dass die Maschine einen einmal eingegebenen Kurs und eine vorgegebene Höhe beibehält, er fliegt auch selbstständig die von der Crew vorher eingegebene Flugstrecke ab. Für die hoch qualifizierte Cockpit-Crew ist das natürlich eine große Hilfe, denn ohne ihn wäre in modernen Verkehrsflugzeugen die Arbeitsbelastung viel höher.

Landet das Flugzeug automatisch?

Moderne Verkehrsflugzeuge mit der entsprechenden Ausrüstung sind tatsächlich in der Lage, dem Leitstrahl des Instrumenten-Landesystems zu folgen und automatisch zu landen. Die Programmierung des Autopiloten sowie das Ausfahren des Fahrwerks und die Bedienung der Landeklappen unter Berücksichtigung der Verkehrsverhältnisse und der Wetterbedingungen sind immer noch Aufgabe der Crew. Auch heutzutage sind noch längst nicht alle Flugzeuge und Flughäfen für eine vollautomatische Landung ausgerüstet. Aber auch bei einer vollautomatischen Landung kontrollieren die Piloten die Elektronik und sind ständig bereit einzugreifen. Je nach Ausrüstung des Flugzeugs und des Flughafens gibt es festgelegte Entscheidungshöhen. Ist die Landebahn in dieser Höhe nicht in Sicht, oder sind die für eine automatische Landung nötigen Kriterien nicht gegeben, dann muss die Maschine durchstarten und eventuell einen Ausweichflughafen ansteuern. In mehr als 95 % aller Fälle wird die Landung aber von Hand gesteuert, daher müssen die Piloten auch das manuelle Landen ständig trainieren.

Woher wissen Piloten, wo andere Flugzeuge sind?

Im Gegensatz zu Militärmaschinen haben Verkehrsflugzeuge kein Radar an Bord, auf dem man sehen kann, welche Flugzeuge in der Nähe sind. Der Radarschirm im Cockpit ist so konstruiert, dass er das Wettergeschehen im Voraus anzeigt, Gewitterwolken zum Beispiel oder Gebiete mit starkem Niederschlag. Er warnt die Crew so vor Wetterphänomenen, die man besser umfliegt. Die einzige Möglichkeit, sich ein Bild von der Verkehrslage zu machen, sind die Positionsmeldungen der anderen Flugzeuge über Funk. Die einzigen, die auf Radarschirmen sehen, wer wo, wie schnell, in welcher Höhe und mit welchem Kurs fliegt, sind die Fluglotsen am Boden. Mit ihnen arbeiten die Besatzungen kontinuierlich eng zusammen. Die Flugzeuge sind aber zusätzlich mit einem Gerät ausgerüstet, das die Piloten warnt, wenn sich zwei Flugzeuge zu nahe kommen. Es arbeitet nicht wie Radar, sondern es ist ein Computer, der von allen Flugzeugen im Umkreis laufend Daten wie Position, Höhe, Kurs und Geschwindigkeit empfängt und daraus mögliche Konfliktsituationen errechnet.

Woher wissen Piloten, wo sich der eigene Flieger befindet?

Früher gab es an Bord noch einen Navigator, der auf Langstreckenflügen aus Kurs, Geschwindigkeit und Wind den Standort errechnete oder wie auf einem Schiff mit dem Sextanten nach den Sternen die Position bestimmte. Das ist natürlich längst Vergangenheit. Prinzipiell gibt es drei Verfahren, um auch über den Wolken festzustellen, wo man sich gerade befindet. Das eine arbeitet mit speziellen Sendeanlagen am Boden, sogenannten Funkfeuern (Very High Frequency Omnidirectional Radio Range, VOR), die den Verlauf der Luftstraßen markieren. Im Cockpit wird nicht nur die Richtung angezeigt, in der sich diese sogenannte VOR befindet, sondern auch die genaue Entfernung. Diese Präzisionsfunkfeuer, die im UKW-Bereich arbeiten, gibt es allerdings nicht weltweit; ihre Reichweite ist sehr begrenzt. Flugzeuge verfügen daher zusätzlich über ein Trägheitsnavigationssystem, das auf Laserkreiseln basiert. Bewegt sich das Flugzeug, so wirken auf diese Kreisel Ablenkungskräfte, die man messen kann. Ausgehend von den geografischen Koordinaten des Startorts kann ein Computer daraus laufend die aktuelle Position errechnen. Natürlich sind die heutigen Verkehrsmaschinen auch mit einem Satellitennavigationssystem, dem Global Positioning System (GPS), ausgerüstet, das die Navigation und Positionsbestimmung mit einer Genauigkeit von wenigen Metern ermöglicht.

Warum fliegen Flugzeuge nicht in gerader Linie zum Zielflughafen?

Das liegt u. a. an den beschriebenen Funkfeuern. Sie werden nicht nur für eine Luftstraße installiert, sondern sind auch Kreuzungspunkt mehrerer Routen. Der Weg von einer VOR zur nächsten ist also immer mit kleinen Kurskorrekturen verbunden. Des Weiteren spielen die Windverhältnisse in der Reiseflughöhe eine wichtige Rolle. Weht ein Starkwind, ein »Jet-Stream«, mit bis zu 300 km/h dem Flugzeug entgegen, so versuchen die Piloten, dem Windfeld auszuweichen, um Flugzeit und Kraftstoff zu sparen. Kommt der Wind dagegen von hinten, dann wird er gezielt als Schiebewind ausgenutzt. Deshalb ist eine Flugroute, die auf der Landkarte als Umweg erscheint, trotzdem die Strecke mit der kürzesten Flugzeit.

Wie schnell fliegen Flugzeuge?

Düsenflugzeuge haben eine Reisegeschwindigkeit zwischen 700 und 900 km/h. Beim Landeanflug beträgt die Geschwindigkeit zwischen 200 und 300 km/h. Flugzeuge, die von Propellerturbinen angetrieben werden, haben eine Höchstgeschwindigkeit zwischen 400 und 550 km/h und landen mit 130 bis 220 km/h.

Wie viel Treibstoff verbraucht ein Flugzeug?

Das hängt natürlich ganz davon ab, wie groß es ist. Eine Boeing 747 (Jumbojet) in der Passagierversion zum Beispiel verbraucht mit ihren vier Triebwerken bei einer Reisegeschwindigkeit von 900 km/h rund 13.000 Liter Kerosin pro Stunde. Auf der Strecke von Frankfurt in die Karibik (7.500 km) sind das etwa 88 Tonnen oder 109.000 Liter. Das klingt natürlich sehr viel. In Wirklichkeit ist das Flugzeug jedoch ein sehr wirtschaftliches Verkehrsmittel. Rechnet man den Treibstoffverbrauch auf die Strecke um, dann sind das rund 1.500 Liter auf 100 Kilometer. Geteilt durch 380 Passagiere ergibt sich ein Pro-Kopf-Verbrauch von 3,95 Litern, weniger als bei einem sparsamen Kleinwagen. Die ca. 20 Tonnen Fracht – die Ladung eines ganzen LKW – bleibt dabei noch außer Betracht.

Warum ist die Luft in der Flugzeugkabine so trocken?

In der Reiseflughöhe, 7.000 Meter auf Kurzstrecken und bis zu 12.000 Meter auf Lang- und Mittelstrecken, ist die Luft so kalt, dass sie nur noch wenig Wasserdampf enthält. Wird sie in der Klimaanlage des

Flugzeugs erwärmt, so verringert sich die relative Luftfeuchtigkeit weiter. Man könnte zwar etwas gegen die Trockenheit tun, dazu jedoch müssten auf einem Langstreckenflug mehrere Tonnen Wasser mitgenommen werden. Für die Elektronik im Cockpit ist dieses »Wüstenklima« sogar erwünscht.

Wie kalt ist es draußen?

Die Außentemperatur hängt von der Flughöhe ab. Gewöhnlich wird es pro 1.000 Meter um 6 bis 7 Grad kälter. In 12.000 Metern liegt die Temperatur, abhängig vom Wetter, von der Jahreszeit und vom Breitengrad, bei 50 bis 60 Grad unter Null.

Wie funktioniert Blindflug?

In Wolken oder bei schlechter Sicht muss man sich als Pilot ausschließlich auf seine Instrumente verlassen. Das Wichtigste ist der sogenannte künstliche Horizont, der zuverlässig die augenblickliche Fluglage anzeigt.

Warum »knackt« es in den Ohren, wenn wir landen?

Je höher man fliegt, desto niedriger ist der Luftdruck. In 5.000 Meter Höhe ist er nur noch halb so groß wie in Meereshöhe, in 10.000 Metern nur noch ein Viertel. Verkehrsflugzeuge haben einen Kabinendruck, der etwa 2.500 Meter Höhe entspricht.

Im Landeanflug steigt er natürlich wieder auf den Wert der Außenluft. Ursache des Knackens ist der Druckausgleich des Mittelohrs. Man kann es zum Beispiel mindern, indem man beim Landeanflug häufiger schluckt oder ein Kaugummi kaut.

Wie verkraften Crews die Zeitverschiebung?

Genau wie jeder Passagier haben die Besatzungsmitglieder bei Langstreckenflügen, die über mehrere Zeitzonen hinwegführen, Probleme mit dem sogenannten Jetlag. Wissenschaftliche Untersuchungen haben gezeigt, dass es mehrere Tage dauert, bis die »innere Uhr« sich umgestellt hat. Wer fliegt, hat im Prinzip mit ähnlichen gesundheitlichen Problemen zu kämpfen wie Schichtarbeiter. Es gibt aber einige Tipps, wie man besser damit zurechtkommen kann. Man sollte seinen biologischen Rhythmus so schnell wie möglich nach der Ankunft anpassen. Gerade in der ersten Nacht ist viel Schlaf wichtig. Man kann sich auch auf einen Flug vorbereiten, indem man schon daheim beginnt, den Körper durch späteres oder früheres Zu-Bett-Gehen schrittweise an die neue Zeitzone zu gewöhnen. Außerdem sollte man alles meiden, was die körperliche Leistungsfähigkeit mindert, wie z. B. der Genuss von Alkohol oder Rauchen.

Was ist schwerer, das Flugzeug oder die Ladung?

Das Schwerste ist das Flugzeug inklusive Treibstoff. Eine Boeing 737 beispielsweise wiegt leer etwa 26,8 Tonnen, kann 16 Tonnen Treibstoff tanken und höchstens 12 Tonnen Nutzlast befördern. Ein Airbus A 300 wiegt leer rund 85 Tonnen und kann 50 Tonnen Kerosin tanken. Seine maximale Nutzlast liegt je nach Typ zwischen 31 und 36 Tonnen. Ein Jumbojet (Boeing 747–400) hat ein maximales Startgewicht von 394,6 Tonnen, mehr als zehn große Lastwagen. Davon sind etwa 45 % Leergewicht (180 Tonnen) und bei vollen Tanks derselbe Anteil Treibstoff, sodass für die Nutzlast bei maximaler Reichweite ca. 42 Tonnen bleiben.

Wann wird ein Pilot pensioniert?

Bei einigen Luftfahrtgesellschaften werden Piloten mit 55 Jahren pensioniert. Das gesetzlich festgelegte Höchstalter liegt bei 60 Jahren, Voraussetzung ist allerdings, dass man bis dahin gesund bleibt. Denn jeder Pilot muss sich alle sechs Monate von einem Fliegerarzt untersuchen lassen, um seine Lizenz verlängert zu bekommen. Eine schwerwiegende gesundheitliche Beeinträchtigung bedeutet den Verlust des Arbeitsplatzes.

Wie oft werden Piloten überprüft?

Jeder im Cockpit muss zweimal im Jahr nachweisen, dass er alles bis ins Einzelne beherrscht und dass jeder Handgriff sitzt. Diese sogenannten Checks finden im Simulator statt. Hier werden auch Notfälle wie Triebwerksausfall oder Feuer an Bord unter realistischen Bedingungen durchgespielt. Die Besatzung muss nicht nur beweisen, dass sie fliegen kann, sondern auch, dass sie sich im Falle eines Falles richtig verhalten würde. Das bedeutet u. a., dass sie sich in Sachen Passagiersicherheit ständig auf dem Laufenden hält. Ein zusätzlicher Check findet auf zwei normalen Flügen statt, bei dem ein Prüfer kontrolliert, wie die Besatzung ihre Arbeit macht. Die berufliche Existenz von Piloten hängt davon ab, dass sie auch bei extremem Stress jeden dieser Tests bestehen, ohne die Möglichkeit von Ausreden und Entschuldigungen. Grundsätzlich ist alle sechs Monate außerdem eine gründliche Untersuchung beim Fliegerarzt fällig. Das gibt es in keinem anderen Beruf. Pilot sein bedeutet: Prüfung lebenslang.

Warum fliegen Piloten nur 80 Stunden im Monat?

Wie für viele Berufe gibt es auch für Cockpitpersonal gesetzlich vorgeschriebene Höchstarbeitszeiten. Diese tragen natürlich den besonderen Anforderungen und Belastungen eines Berufs Rechnung, also zum Beispiel den körperlichen Belastungen durch Zeitverschiebung oder durch extrem lange Flüge.

Ein Flugeinsatz kann z. B. mit allen Vorbereitungen und Wartezeiten – Verspätungen natürlich nicht berücksichtigt – bis zu 16 Stunden dauern. Abgesehen vom Flugdienst gibt es für Piloten auch Bereitschaftsdienst. Das sind Tage, an denen sie sich für kurzfristig notwendige Einsätze zur Verfügung halten müssen. Auch die Vorbereitung auf Simulatorchecks und die berufliche Weiterbildung finden in der dienstfreien Zeit statt. 80 Stunden Flugdienst bedeuten also mindestens doppelt so viel Arbeitszeit. Das entspricht etwa einer 40-Stunden-Woche.

Wer macht was im Cockpit?

Im Gegensatz zu früher ist Fliegerei heute Teamarbeit. Natürlich bleibt der Kapitän der erste Mann an Bord. Er trägt die Verantwortung für das, was geschieht. In Notsituationen hört alles auf sein Kommando. Er ist jedoch kein Alleinherrscher, denn auch ein Jumbo-Kapitän ist – wie jeder Mensch – nicht unfehlbar. Deshalb wird er in seiner Arbeit von den anderen Mitgliedern der Besatzung – Senior First Officer und Erster Offizier – unterstützt und in seinen Entscheidungen von seinen Kollegen beraten. Wer fliegt und wer mit den Fluglotsen spricht, muss abgesprochen werden. Einmal fliegt der Erste Offizier oder F/O (First Officer) unter der Assistenz des Kapitäns, das nächste Mal umgekehrt. Der Erste Offizier ist also keineswegs Lehrling im Cockpit, sondern ein für seine Arbeit umfassend ausgebildetes Besatzungsmitglied.

7.2 Empfehlungen zur Vorbereitung und Bewältigung eines Flugs

Meine Empfehlung:

> *Bitte nehmen Sie sich einmal ein paar Stunden Zeit, und fahren Sie zum nächstgelegenen größeren Flughafen. Stellen Sie sich so nahe wie möglich an die Start- und Landebahnen (viele Flughäfen bieten auch Rundfahrten und Besichtigungstouren an) und beobachten in aller Ruhe, was es da zu sehen gibt:*
> *Sie werden sich der Faszination kaum erwehren können, wenn Sie z. B. einen Jumbojet (Boeing 747) elegant und majestätisch abheben sehen. Für mich ein Ausdruck von Freiheit und Lebensfreude. Oder die Lichterkette am Abendhimmel wahrzunehmen, wenn die Flieger nach der Reihe ganz leicht zur Landung hereinschweben. Für mich ein Gefühl von Sicherheit.*
> *Genießen Sie in aller Ruhe einmal die Atmosphäre im Flughafengebäude: Die Restaurants und Geschäfte, die Menschen und Stimmen aus vielen Ländern. Für mich ein Gefühl von Verbundenheit mit der Welt.*
> *Besorgen Sie sich auch schöne Literatur, Berichte über Fernreisen und die Faszination des Fliegens.*
> *In aller Regel erleiden Flugpassagiere einen Angstanfall nur dann, wenn sie alleine reisen. Nehmen Sie deshalb eine Person Ihres Vertrauens mit auf Ihre Flugreise.*
> *Verschieben Sie anstrengende Termine, und kommen Sie rechtzeitig zu Ihrem Flug.*
> *Lassen Sie sich bitte Zeit am Flughafen, und freuen Sie sich über Ihren Mut.*
> *Besetzen Sie auch die Zeit, die Sie im Flieger verbringen werden, positiv. Was möchten Sie während des Flugs machen? Immerhin sind Sie eine Weile völlig ungestört! Packen Sie sich das Buch ein, das Sie schon seit Längerem mal lesen wollten. Oder Ihren MP3-Player mit Ihrer Lieblingsmusik und den Entspannungstrancen Ihres Therapeuten.*
> *Sehen Sie es positiv, dass Sie einmal die Kontrolle an die Piloten und die Flugbegleiter abgeben können: Sie brauchen sich um nichts zu kümmern, nur noch um Ihr Wohlbefinden. Heben Sie sich all Ihre negativen Gedanken und Gefühle für einen späteren Zeitpunkt auf, vielleicht nehmen Sie sich dafür überhaupt eine tägliche zehnminütige Kummerzeit, in der Sie sich all Ihren Ängsten und Sorgen widmen können.*

Drücken Sie immer wieder einmal eine Minute auf den Akupressurpunkt »Hegu«: Drückt man Daumen und Zeigefinger zusammen, entsteht ein Muskelberg, auf dessen höchster Stelle der Punkt liegt. Man drückt gegen den Mittelhandknochen des Zeigefingers. Das gibt ein Gefühl von Kraft und Vitalität.

Lenken Sie sich ab, z. B. durch Spiele oder Gespräche mit anderen Passagieren oder indem Sie alles im Flieger einmal genau betrachten. Akzeptieren Sie Ihre Nervosität, und teilen Sie Ihre Aufregung mit Ihren Sitznachbarn und dem Kabinenpersonal. Seien Sie versichert, dass Sie volles Verständnis und Akzeptanz von den Flugbegleitern erhalten, denn sie sind einfühlsame und psychologisch geschulte Profis, die sich gerne um Sie und Ihre Bedürfnisse kümmern!

Trinken Sie keinen Alkohol (Henry David Thoreau: »Water is the only drink for a wise man«) und keinen Kaffee, denn beides steigert vielleicht Ihre Erregung.

Erinnern Sie sich immer wieder daran, dass Sie schon andere schwierige Situationen in Ihrem Leben erfolgreich gemeistert haben.

Und dann ... ja – genießen Sie den Flug!«

7.3 Eine Flugreise in Trance

Anleitung und Hypnoseinstruktion
für eine Konfrontationstrance in sensu

»Ich gehe jetzt mit Ihnen zusammen in Hypnose alle Situationen genau so durch ... wie Sie sich das wünschen ... Sie atmen ganz bewusst in den Bauch, und beim Ausatmen sagen Sie zuerst laut und dann im Inneren nur für sich: ›Ich lasse los‹... ein ›Ich lasse los‹... mit dem man zum Ausdruck bringt ... dass alles in Ordnung ist ... stellen Sie sich mit all Ihren Sinnen einmal vor ... Sie sind ganz stark und selbstbewusst ... so wie Sie sich in Situationen kennen, wo Sie sich Ihrer Kompetenzen ganz bewusst sind ... Sie erleben alles nun mit all Ihren Sinnen ... vielleicht so ... wie diese Person ... die Sie kennen ... und schätzen ... die alles so souverän meistert ... nun stellen Sie sich bitte einmal vor ... morgen auf einen Flug zu gehen ... der Vorabend ... dann die Nacht ... ich werde gut schlafen ... der Morgen ... das Aufstehen ... der Tagesbeginn ... die Fahrt zum Flughafen ... das Betreten des Terminals und ich lasse los ... Check-in-Schalter der Fluggesellschaft ... und ich lasse los ... Bordkartenkontrolle ... und ich

lasse los ... Sicherheitskontrolle ... und ich lasse los ... ein Gefühl der Sicherheit ... alles wird hier für die Sicherheit getan ... Passkontrolle ... und ich lasse los ... Duty-free-Bereich und ich lasse los ... bis zum Abflug-Gate ... und ich lasse los ... hier jetzt eine Pause machen ... einen Platz wählen ... um sich ein paar Minuten lang Zeit zu nehmen für eine Atemübung ... und eine Körperentspannungsübung vor dem Flug ... nun Aufrufen des Flugs ... ich lasse los ... Betreten des Flugzeugs ... ich lasse los ... freundliche Flugbegleiter ... die mich empfangen ... auf der Bordkarte den Sitzplatz finden ... und ich lasse los ... das Gepäck verstauen ... und ich lasse los ... es wird ein wenig gedrängelt ... das ist normal ... ich lasse los ... den Sitzplatz einnehmen ... sich gut in den Sitz reinfallen lassen ... ganz entspannt reinfallen lassen ... ich lasse los ... anschnallen ... ich lasse los ... auf das Ziel freuen ... alle Details im Flieger genau wahrnehmen ... die Farben ... die Formen ... die Mitreisenden betrachten ... ich lasse los ... sollten jetzt negative Gedanken auftauchen, sofort: Gedankenstopp und zum sicheren inneren Ort gehen ... locker und entspannt sitzen ... ich lasse los ... Atemübung machen ... auf das Ausatmen konzentrieren ... Ansagen des Flugpersonals anhören ... Sicherheitsvorführung ansehen ... alles zu meiner Sicherheit ... Fliegen ist das sicherste Fortbewegungsmittel auf dieser Welt ... ich lasse los ... die Triebwerke werden angelassen ... ich lasse los ... dadurch wird kurz die Stromversorgung unterbrochen ... ich lasse los ... man hört ein Klackgeräusch ... ich lasse los ... Pushback des Flugzeugs ... ich lasse los ... Rollen des Flugzeugs am Boden ... es rumpelt über die Straße ... ich lasse los ... Hören auf das monotone Geräusch der Triebwerke ... ich lasse los ... der beruhigende Gedanke ... dass ein Flugzeug dazu gebaut wurde ... wie ein Vogel ... ganz elegant ... und majestätisch durch die Lüfte zu fliegen ... egal ... welches Wetter ... ich lasse los ... Aufheulen der Triebwerke ... ich lasse los ... Vibrieren des ganzen Fliegers ... wie vor Aufregung ... endlich in die Luft zu kommen ... ich lasse los ... Start ... ich lasse los ... Beschleunigung ... ich lasse los ... Dahinrumpeln der Räder auf der Startbahn ... ich lasse los ... sich richtig entspannt und schwer in den Sitz reindrücken lassen ... die Hände ganz locker auf den Oberschenkeln ablegen ... Atemübung ... ich lasse los ... das Flugzeug hebt ab ... ich lasse los ... Steigflug ... ich lasse los ... ganz normale Geräusche wie das Rumpeln der Fahrwerke beim Einfahren ... ich lasse los ... der Druck in den Ohren wird größer

... ich lasse los ... die Startklappen werden eingezogen ... ich lasse los ... die Triebwerke werden leiser ... ich lasse los ... Wackeln des Fliegers beim Durchfliegen der Wolken ... so wie wenn ein Auto über ein Kopfsteinpflaster fährt ... das Flugzeug wurde für das Fliegen gebaut ... Entspannung ... Genießen des Ausblicks aus dem Fenster ... ich lasse los ... Anschnallzeichen gehen mit einem Gong aus ... ich lasse los ... blauer Himmel ... Genießen des eigenen Erfolgs ... den Service genießen ... ich lasse los ... ›Trinken Sie einen Saft oder Wasser‹ ... ich lasse los ... ruhig atmen ... Atempause machen wie geübt ... aufkommende Nervosität ist ganz normal ... ich lasse los ... weiteratmen ... wohlfühlen ... auch wenn das Flugzeug mal wackelt ... ich lasse los ... Ansagen des Piloten oder der Pilotin ... ich lasse los ... Bordverkauf ... ich lasse los ... weitere Ansagen ... Bordunterhaltung ... ich lasse los ... Sitzbedienung ... Verringerung der Geschwindigkeit ... ich lasse los ... Einschalten der Anschnallzeichen mit einem Gong ... ich lasse los ... Einleiten des Sinkflugs ... ich lasse los ... Landeklappen werden geräuschvoll ausgefahren ... ich lasse los ... dann die Fahrwerke ... ich lasse los ... das Flugzeug senkt seine Nase nach vorne ... ich lasse los ... innerlich an den sicheren Ort gehen ... ich lasse los ... Aufsetzen des Flugzeugs ... ich lasse los ... Rumpeln auf der Landebahn ... ich lasse los ... Aufheulen der Triebwerke durch den Umkehrschub ... ich lasse los ... starkes Abbremsen ... ich lasse los ... Abschiedsansage ... ich lasse los ... Ausschalten der Anschnallzeichen ... jetzt Stolz ... Glück und Freude ... genießen!«

8. Flugangstseminare der Fluggesellschaften

Flugangstseminare dauern üblicherweise zwei Tage und sind *verhaltenstherapeutisch* aufgebaut.

Bei der Verhaltenstherapie geht es um eine konkrete Zielsetzung und um die Frage: »Wie erreiche ich dieses Ziel, und welche Interventionsmöglichkeiten kann ich anwenden?«

Tiefer liegende Ursachen der Flugangst können nicht Thema im Flugangstseminar sein, dafür sind zwei Tage in der heterogenen Gruppe nicht ausreichend.

Ganz egal, ob Sie ein Seminar für entspanntes Fliegen der *Deutschen Lufthansa*[4] oder der *Austrian Airlines*[5] besuchen oder das Programm »*Achieving Comfortable Flight*« der *American Airlines,* das der berühmte Angstforscher R. Reid Wilson entwickelt hat, durchforsten – alle diese Programme enthalten prinzipiell folgende Elemente:

1. Theorieunterricht
2. Psychologieteil
3. praktischer Teil

1. Im *Theorieunterricht* informiert üblicherweise ein Pilot über alle Themen rund ums Fliegen wie Flugzeugbau, Aerodynamik, Pilotenausbildung und Berufsbild des Flugbegleiters.

Dieser Unterricht vermittelt Informationen aus erster Hand: Täglich gibt es weltweit 50.000 Starts und Landungen, dagegen ist die Zahl der Unfälle verschwindend gering. Und wenn ein Unfall passiert, dann wird er akribisch untersucht, sodass mit jeder Katastrophe die Wahrscheinlichkeit einer weiteren sinkt. Er gibt Auskunft über die sehr strenge Ausbildung der Piloten und die permanente Überprüfung ihrer Leistungsfähigkeit, er klärt auf, wie viel Treibstoff ein Flugzeug an Bord hat und warum es nach menschlichem Ermessen niemals aus Treibstoffmangel abstürzen kann. Ein Pilot informiert kompetent und beruhigend über die Herausforderungen, die Starts und Landungen an die Besatzung stellen, was genau in diesen Flugphasen passiert (ein Flugzeug steigt wie auf Treppen in den Himmel und wieder hin-

---

4 Agentur *Textor-Millott GmbH* in München, www.flugangst.de
5 *www.aua.com*

ab) und welche Geräusche damit verbunden sind. Er spricht über die Ungefährlichkeit von Turbulenzen, erklärt, dass es völlig risikolos ist, wenn ein Flugzeug beim Landeanflug noch einmal durchstartet, und dass ruhig ein Triebwerk ausfallen darf (selbst wenn alle Triebwerke ihren Dienst verweigern, kann das Flugzeug noch 200 Kilometer segeln). Er beschreibt die Kommunikationsregeln im Cockpit und erzählt, wie sich die Crew im Falle eines Terroranschlags verhält (»Die Cockpit-Tür bleibt zu«!)

2. Im *Psychologieteil*, den üblicherweise ein Psychologe durchführt, geht es um folgende Schwerpunkte: Theorie der Angst, Atem- und Entspannungsübungen und Angstverminderungsmethoden.

Es wird den Teilnehmern erklärt, wie die Flugangst überhaupt entstehen kann. Angst verläuft immer nach einem bestimmten Schema: Zunächst ist da ein Reiz, zum Beispiel eine Turbulenz. Diese wird wahrgenommen (man spürt, dass das Flugzeug absackt). Darauf erfolgt eine Bewertung des Reizes: »Oje, wir stürzen ab!«, die den Körper in Alarm versetzt. Stresshormone werden ausgeschüttet, die wiederum die typischen Angst- und Stresssymptome zur Folge haben: Zittern, Schweißausbruch, Herzrasen, Übelkeit, Anspannung und vieles mehr. Dieses Schema (Reiz – Wahrnehmung – Bewertung – Hormonausschüttung – körperliche Reaktion) läuft blitzschnell ab und wird ebenso schnell erlernt. Wer aus dem passiven Erdulden und Erleiden der Angst herausfinden will, muss aktiv in dieses Schema eingreifen, und zwar an den Stationen »Bewertung« und »körperliche Reaktion«.

Weiter erklärt man den Seminarteilnehmern, warum es wichtig ist, neben der Bewertung auch die körperlichen Reaktionen im Angstschema zu verändern. Kommt es nämlich zur Ausschüttung der Stresshormone, wird das Gleichgewicht des vegetativen Nervensystems zugunsten des Sympathikus aufgehoben. Das führt zu unangenehmen Reaktionen wie Herzrasen, Zittern, Schwitzen. Um diese Stressreaktion zu verhindern, muss aktiv etwas für den entgegengesetzt wirkenden Parasympathikus getan werden. Diese beiden Systeme funktionieren nach dem Entweder-oder-Prinzip: Ist das eine aktiv, hat das andere keine Chance. Gelingt es also, den Parasympathikus zu aktivieren, kann es zu keiner extremen Stressreaktion kommen.

Meistens lernen die Teilnehmer dann zwei einfache Methoden zur Entspannung kennen:

a) die bewusste Atmung und
b) die progressive Muskelentspannung.

3. Der dritte Teil besteht aus *praktischen Übungen* mit Flugzeugbesichtigungen, einem Flughafenbesuch, weiteren Gesprächen mit Piloten und Flugbegleitern und einem gemeinsamen Abschlussflug mit dem Psychologen als Begleiter.

Glossar hypnotherapeutischer Begriffe

Affektbrücke: Herstellung einer Verbindung in Trance zwischen einem aktuellen Gefühl und einer früheren Erfahrung oder einem biografischem Ereignis, das die gleiche Gefühlsmischung beinhaltet hat.

Altersregression: Wiedererleben vergangener Erlebnisse mit allen Details, dabei kann erwachsenes Denken, Fühlen und Handeln für eine bestimmte Zeit ausgeschaltet sein. Angstpatienten sind spontan regressiv, d. h., sie fühlen sich deutlich kleiner und jünger im Angstereignis.

Amnesie: Verlust der Fähigkeit, sich an bestimmte Dinge zu erinnern und Zugang zu vergangenen Erlebnissen zu haben. Kann in der Hypnose gezielt induziert werden, um die Erinnerung an das, was vor oder in der Trance geschehen ist, vor dem Zugriff des Bewusstseins zu bewahren, wenn die Gefahr besteht, dass der Klient Tranceerlebnisse analysiert und intellektuell zerpflückt, bis sie ihre unmittelbare Wirkung verlieren.

Amplifikation: Die Verstärkung von Submodalitäten (»Mach es größer!«, »Spüre es noch stärker!«) zur Intensivierung von Zuständen.

Angst: Angst ist das Befürchten möglichen Leidens und bezeichnet somit eine Empfindungs- und Verhaltenssituation aus Ungewissheit und Anspannung, die durch eine eingetretene oder erwartete Bedrohung (z. B. Schmerz, Verlust, Tod) hervorgerufen wird.

Der Begriff Angst grenzt sich von der Furcht dadurch ab, dass sich Furcht meist auf eine reale Bedrohung bezieht (gerichtete Angst), Angst ist dagegen meist ein ungerichteter Gefühlszustand. Im Deutschen werden »Angst« und »Furcht« allerdings oft synonym verwendet, obwohl es z. B. statt »Angst vor dem Fliegen« eigentlich »Furcht vor dem Fliegen« heißen müsste.

Man muss unterscheiden zwischen realer, begründeter Angst (Furcht vor Krankheit, Unfällen, Tod, Krieg, Terror, Verlust eines nahe stehenden Menschen oder vor materiellen Verlusten) und unrealistischer oder übertriebener Angst, wie sie bei den sogenannten Angsterkrankungen (= Angststörung) auftritt (z. B. Angst vor Kaufhäusern, Fahrstühlen, Mäusen, Spinnen, anderen Menschen etc.). Wenn Menschen sich wegen Ängsten in Behandlung begeben, dann leiden sie fast immer unter einer Angststörung.

Anker: Äußerer oder innerer Reiz, der einen emotionalen Zustand hervorruft.

Armlevitation: Automatisches Heben des Arms in Trance, die vom Hypnotiseur induziert oder suggeriert wird.

Assoziiertes Erleben: Eine Erfahrung aus dem eigenen Körper heraus erleben. Durch die eigenen Augen sehen, mit den eigenen Ohren hören usw. Erlebt man eine Erinnerung assoziiert, so erinnert man sich an die entsprechende Situation, als würde man sie aus seinem eigenen Körper heraus erleben. Man kann selbst das eigene Gesicht nicht sehen.

Bewusstsein: Bewusstsein kann erklärt werden als Besitz und Empfindung mentaler Zustände wie Gedanken, Emotionen, Wahrnehmungen oder Erinnerungen. Ein Mensch kann dabei bewusst bis zu sieben Informationseinheiten gleichzeitig über seine Sinne verarbeiten.

Dehypnose: Reorientierungsphase, in der die Hypnose beendet wird.

Dissoziiertes Erleben: Sich selber von außen sehen. Erlebt man eine Erinnerung dissoziiert, so erinnert man sich an die entsprechende Situation, als würde man sie als jemand Drittes erleben. Man kann von sich selbst das Gesicht sehen.

Doppelinduktion: Gleichzeitiges Sprechen von zwei Personen aus unterschiedlichen Richtungen mit dem Ziel, eine hypnotische Trance zu erzeugen.

EMDR: Eye Movement Desensitization and Reprocessing ist eine von Francine Shapiro entwickelte Methode zur Behandlung von Traumata. Sie wird als Technik in Kombination mit Hypnose angewendet.

Eutrance oder **Lösungstrance:** Hypnotischer Zustand, der als angenehm erlebt wird, das Gegenteil von einer Problemtrance.

Fast Phobia Cure (schnelle Phobietechnik): NLP-Technik zur Auflösung von Phobien, die auf der Idee basiert, dass eine Phobie ein gelerntes und generalisiertes Stimulus-Response-Denkmuster ist.

Fraktionierung: Vertiefung des Trancezustands durch mehrfache Wiederholung einer Tranceinduktion mit anschließender Tranceausleitung.

Framing: Framing bedeutet, etwas in einen Rahmen zu stellen, ihm Bedeutung zu geben. Bedeutungsgebung ist ein Prozess, der automatisch und unbewusst die ganze Zeit läuft.

Gelungene Kommunikation: Das ist die Kunst, eine Verbindung aufzubauen, zu verstehen und verstanden zu werden – und zwar in genau dieser Reihenfolge.

Fremdgefühle: Übernommene Gefühle, der Begriff kommt aus der Systemischen Familientherapie.

Gedankenviren: Glaubenssätze, die sich auf andere Glaubenssätze beziehen und sich einer sinnlichen Überprüfung entziehen. Gedankenviren sind ansteckend.

Glaubenssatz: Annahmen über die Wirklichkeit. Interpretation und Verallgemeinerung früherer Erfahrungen oder übernommene Meinung anderer. Glaubenssätze sind Grundlage unseres alltäglichen Handelns und bestimmen, was wir denken und wahrnehmen bzw. was wir uns erlauben zu denken und wahrzunehmen, was wir für möglich halten. Glaubenssätze sind ein inneres Abbild der Wirklichkeit. Sie dienen der Orientierung in der Welt. Werden sie mit der Wirklichkeit verwechselt, handelt es sich um Gedankenviren.

Hypermnesie: Gegenteil von Amnesie; besonders lebendige, detailreiche Erinnerung an vergangene Erlebnisse.

Hypnotherapeutische Interventionen: Sie sind störungsspezifisch und weisen einen hohen Grad an Differenzierung auf. Zu den hypnotherapeutischen Interventionen sind z. B. die Induzierung von Hypnose und Trancezuständen sowie die Unterweisung von Patienten im Erzeugen von Selbsthypnose zu rechnen. Hypnotherapie kann als Einzel- oder Gruppentherapie mit Kindern, Jugendlichen und Erwachsenen durchgeführt werden.

Hypnotherapie: Hypnotherapie definiert sich als ein psychotherapeutisches Verfahren, das die Induktion hypnotischer Trance als einen veränderten Bewusstseinszustand dazu nutzt, problematisches Verhalten, problematische Kognitionen und affektive Muster zu ändern, emotional belastende Ereignisse und Empfindungen zu restrukturieren und biologische Veränderungen für Heilungsprozesse zu fördern.

Hypnotherapie ist primär eine lösungsorientierte Behandlungsmethode.

Folgende Prinzipien leiten die hypnotherapeutische Arbeit: Utilisation (Nutzung individueller Merkmale des Patienten, seines Symptoms und des Widerstands für die Veränderung), Destabilisierung (Erzeugung von Konfusion, um festgefahrene kognitive Positionen zu destabilisieren, auch mithilfe von Humor), Beiläufigkeit (indirekte Vermittlung relevanter Information), minimale Veränderung mit Kaskadeneffekt und Schutz des Unbewussten.

Das Menschenbild der Hypnotherapie geht davon aus, dass ein Individuum die Ressourcen zur Veränderung bereits in sich trägt.

Ideomotorische Bewegung: Unbewusste Körperbewegungen, z. B. Lidflattern.

Imagination: Intensive Vorstellung in der Fantasie. Durch Suggestionen werden alle Sinneswahrnehmungen betont.

ideomotorische Fingersignale/Fingerzeichen: Durch das Unterbewusstsein gesteuerte Fingerbewegungen zur Kommunikation (z. B. mittels Ja-/Nein-Finger) zwischen Therapeut und Klient in tiefen Trancezuständen.

Induktion: Die Einleitung einer hypnotischen Trance.

Inkongruenz: Nicht übereinstimmende Parabotschaften (Teilbotschaften); meistens passt das Gesagte (Worte) nicht zum Ausdruck (Physiologie/Stimmklang) des Sprechers.

Innerer Dialog: Die innere Stimme, mit der man mit sich selbst spricht und sich durch Urteile (Tadel oder Lob) und Glaubenssätze eine subjektive Realität konstruiert. Wichtig im therapeutischen Prozess ist, dass der Patient nicht nur die inneren Teile wahrnimmt, sondern auch die Steuerungskompetenz wieder übernimmt.

Intervention (lat. intervenire = dazwischentreten, sich einschalten): Darunter versteht man im therapeutischen Kontext das Eingreifen einer vorher unbeteiligten Partei in eine Situation.

Kalibrieren: Wahrnehmen von inneren Zuständen eines Menschen durch Beobachten seiner nonverbalen Reaktionen.

Katalepsie: Erstarren einzelner Körperteile oder des ganzen Körpers.

Kognitiv: Zu den kognitiven Fähigkeiten eines Menschen zählen zum Beispiel die Aufmerksamkeit, die Erinnerung, das Lernen und die Kreativität.

Kongruenz: Übereinstimmung verbaler und nonverbaler Elemente in der Kommunikation durch den Abgleich von Werten, Glaubenssätzen, Fähigkeiten und Handlungen; übereinstimmende Parabotschaften; Rapport mit sich selbst haben.

Kybernetik: Wissenschaft von den Steuerungs- und Regelungsmechanismen in belebten und unbelebten Systemen.

Leading (engl. führen): Jemanden zur Umsetzung gegebener Vorschläge hinführen.

Leerhypnose: Trance, in der keine Behandlung erfolgt. Sie dient dem Erlernen und Erfahren einer tiefen Entspannung.

Leitsystem: Das bevorzugte Repräsentationssystem (VAKOG), mit dem Informationen bewusst oder unbewusst aufgenommen werden.

Luzides Träumen: Traum, in dem man weiß, dass man träumt. In luziden Träumen ist es möglich, den Trauminhalt willentlich zu steuern.

Mentorentechnik: Eine Technik, bei der sich der Klient Ressourcen/Fähigkeiten von anderen Personen (Mentoren) als Unterstützung für sich selbst aneignet und damit Alternativen für bestimmte Situationen verfügbar macht.

Mismatch: In einer Kommunikationssituation bewusst andere Verhaltensmuster als das Gegenüber annehmen; Rapport brechen zu dem Zweck, einem Treffen oder einer Unterhaltung eine andere Richtung zu geben, sie zu unterbrechen oder zu beenden.

Moment of Excellence: Augenblick mit vollem Zugang zu den Ressourcen: »Haben Sie jemals etwas so elegant und effektiv gemacht, dass es Ihnen den Atem nahm? Haben Sie Augenblicke erlebt, als Sie von dem, was Sie gemacht hatten, wirklich begeistert waren?«

Moment of Importance: Ein Moment of Excellence, bei dem der innere Zustand von Wichtig- und Wertvollsein aktiviert wird. Der Moment of Importance soll helfen, ein positives Selbstwertgefühl im Alltag verfügbar zu haben.

Morphogenetisches Feld: Ein von dem Biochemiker Rupert Sheldrake geprägter Begriff eines unsichtbaren Felds (Gedankenfeld oder »Gedankendatenbanken«), das seiner Meinung nach so etwas wie eine Blaupause eines jeden Lebewesens, vom Einzeller über die Tier- und Pflanzenwelt bis hin zum Menschen, beinhaltet und z. B. vorgibt, in welche Richtung sich das Lebewesen aus der ursprünglichen Eizelle entwickeln wird.

Motivation: Ist die Kunst, notwendige Dinge mit Spaß und wertvolle Dinge mit Nachdruck zu tun. Wir machen etwas, um entweder Unannehmlichkeiten zu vermeiden (Weg-von-Motivation/Warum?) oder Annehmlichkeiten zu erlangen (Hin-zu-Motivation/Wofür?).

Negative Halluzination: Das Nichtwahrnehmen von etwas, das da ist. Da man nie den gesamten, momentan zur Verfügung stehenden Informationsinput verarbeitet, ist das ein häufiges Phänomen. Beispiele für hypnotisch induzierte negative Halluzination sind: »hypnotische Blindheit«, Farbenblindheit, Taubheit.

Nominalisierung: Abstrakte Hauptwörter (Hauptwörter, die man nicht anfassen kann), die aus Verben oder Adjektiven gebildet werden (z. B. freuen – Freude, frei – Freiheit).

Nonverbal: Nichtsprachlich – körperlich.

Oberflächenstruktur der Sprache (engl. Surface Structure): Das, was wörtlich gesagt wird, unabhängig von der Bedeutung.

Ökologie: Überlegungsprozess, der die Auswirkung jeder Veränderung im Verhalten über die Zeit, Situationen eines jeden selbst und von anderen Personen erwägt. Was sind die Konsequenzen jetzt, in der Zukunft, für mich selbst und für andere mir wichtige Personen, in verschiedenen Bereichen wie z. B. im Beruf oder zu Hause?

Olfaktorisch: Den Geruchssinn betreffend.

Optimismusstrategie: Art der Darstellung (wer?, was?, wann?) von Erfolgen (ich!, verallgemeinert, gegenwärtig/andauernd) und Misserfolgen (andere!, spezifisch, Vergangenheit/vorübergehend).

Pacen: Bestätigende, wertschätzende begleitende Feststellungen (»establishing a yes set«), die mit Zustimmung aufgenommen werden können. Es baut Sicherheit und Vertrauen auf.

Panik: Panik ist ein Zustand äußerster Angst vor gegenwärtiger oder angenommener (Lebens-)Gefahr. Das Wort ist vom griechischen Hirtengott Pan abgeleitet, von dem die Sage ging, dass er in der größten Mittagsstille auf einmal ganze Herden zu plötzlicher und anscheinend sinnloser Massenflucht aufjagen könne. Die Wahrnehmung einer wirklich oder vermeintlich ernsten Bedrohung kann im Hirn die besonnene Aufmerksamkeit einschränken oder ausschalten zugunsten eines der drei archaischen Notfallprogramme, das dann ohne bewusste Kontrolle abläuft: Flucht, Kampf oder Starre (flight, fight, or freeze).

Panikattacken: Sie sind gekennzeichnet durch heftige und überwältigende Unruhe oder Furcht. Sie werden begleitet von körperlichen Symptomen wie

Herzklopfen, Schwitzen, Atemnot, Muskelzittern oder Schwindelgefühlen, Übelkeit und Erbrechen.

Parabotschaft (Teilbotschaft): Aspekte einer Kommunikation (Worte, Tonfall, Mimik, Gestik, Handlung); wenn alle Parabotschaften das Gleiche aussagen, spricht man von Kongruenz.

Paradigma (Denkmuster): Ansammlung von Werten und Glaubensmustern, anhand derer Menschen, Kulturen, Unternehmen oder Gruppen ihre Entscheidungen treffen.

Parästhesie: Veränderte Empfindungen: In tiefer Trance können Gefühle wie Kribbeln, Prickeln auf der Haut, Taubheit oder Pelzigkeitsempfindungen auftreten, die sich nach dem Ende der Trance schnell wieder auflösen.

Parts Party: Bewusstmachen und die Transformation einzelner Persönlichkeitsteile. Grundlage hierbei sind das Teilemodell und die Rollenspiele von Virginia Satir.

Phobie: Phobie ist eine unbegründete und anhaltende Angst vor Situationen, Gegenständen, Tätigkeiten oder Personen, verbunden mit dem übermäßigen und unangemessenen Wunsch, den Anlass der Angst zu vermeiden. Der Begriff Phobie wird jedoch auch im nichtmedizinischen Sinne für Abneigungen aller Art gebraucht. Von Phobien sprechen wir immer dann, wenn wir übermäßige Angst vor objektiv ungefährlichen Dingen oder Situationen haben. Darunter fallen beispielsweise Ängste vor Tieren (Spinnen, Mäusen, Hunden), vor Höhen, vor Krankheiten, vor Tunnels, Brücken, Aufzügen, vor geschlossenen Räumen, vor Blut, vor dem Arzt und vor Verkehrsmitteln wie dem Flugzeug. Es gibt nahezu keinen Gegenstand und keine Situation, vor der wir nicht auch Angst entwickeln könnten.

Physiologie: Der von einem außenstehenden Beobachter wahrnehmbare nonverbale Anteil eines inneren Zustands. Unterscheide Problem- von Lösungsphysiologie.

Positive Halluzination: Man meint, Dinge wahrzunehmen, die nicht da sind. Das kann sich auf einen Sinneskanal beschränken, indem man beispielsweise die Stimme von jemandem hört, der nicht anwesend ist. Das kann aber auch ein in allen Sinneskanälen halluziniertes Erlebnis sein. Eifersucht kann das Resultat positiver Halluzination sein, genauso wie Schizophrenie, aber auch Kreativität.

Posthypnotische Suggestion: Anweisung des Hypnotiseurs an den Klienten, verbunden mit der Aufforderung, diese Anweisung erst nach der Trance auszuführen.

Primäres Repräsentationssystem: Repräsentationssystem, das eine Person bevorzugt zur bewussten Informationsaufnahme und -verarbeitung benutzt.

Primärgefühl: Gefühl, das als erstes als unverfälschte Antwort auf unsere Umwelt in uns entsteht.

Problem: Ist ein verschlepptes, nicht erkanntes Signal zur eigenen Veränderung. Man löst es über kurative (Helfen), generative (Lehren) und evolutionäre (Entwickeln) Veränderung.

Problemphysiologie: Problemzustand, in dem sich ein Mensch befindet, wenn er intern mit einem Problem beschäftigt ist.

Problemtrance: Selbsthypnotischer Zustand, der im Wesentlichen durch Angst ausgelöst wird (»Es geschieht mit mir«), Gegenteil einer Lösungstrance.

Provokative Therapie: Von Frank Farrelly entwickelte Psychotherapieform.

Prozessorientierte Therapie: Therapiemethode, bei der das Wie wichtiger ist als das Was oder Warum.

Rapport (»im Gleichklang mit einer anderen Person sein«): So bezeichnet man ein gutes Einvernehmen oder eine gute Atmosphäre zwischen Therapeut und Patient. Er entsteht spontan durch Sympathie, über gemeinsame Vorlieben, ähnliche Erfahrungen, gleiche Hobbys, Interessen oder ähnliche Lebensstile.
Rapport liefert das Fundament für jede gelungene Kommunikation und kann auch bewusst hergestellt werden – durch Pacing.

Rapportbruch: Störung in der Harmonie und im Vertrauen zwischen zwei Gesprächspartnern.

Referenzerfahrung: Eine Erfahrung, die herangezogen wird, um eine Vorstellung oder einen Glaubenssatz zu beweisen, zu intensivieren oder um weitere Informationen zu gewinnen.

Referenzsystem: Repräsentationssystem, mit dem ein Mensch überprüft, ob die gewonnene Information richtig ist.

Reframing (Umdeuten): Reframing bezeichnet den Prozess des Umdeutens, des Einnehmens einer neuen Perspektive, einer neuen Art der Wahrnehmung und einer neuen Interpretation eines Zustands.

Regression: Erleben eines Ereignisses oder Zustands aus der Vergangenheit, als würde er jetzt geschehen.

Resilienz: In der Psychologie wird mit Resilienz die Stärke eines Menschen bezeichnet, Lebenskrisen ohne anhaltende Beeinträchtigung durchzustehen. So werden z. B. Kinder als resilient bezeichnet, die in einem risikobelasteten sozialen Umfeld aufwachsen, das durch Risikofaktoren wie z. B. Armut, Drogenkonsum oder Gewalt gekennzeichnet ist, und sich dennoch zu erfolgreich sozialisierten Erwachsenen entwickeln. Resiliente Personen haben erlernt, dass sie es sind, die über ihr eigenes Schicksal bestimmen (sog. Kontrollüberzeugung). Sie vertrauen nicht auf Glück oder Zufall, sondern nehmen die Dinge selbst in die Hand. Sie ergreifen Möglichkeiten, wenn sie sich bieten. Sie haben ein realistisches Bild von ihren Fähigkeiten.

Auch Menschen, die nach einem Trauma, wie etwa Vergewaltigung, dem plötzlichen Verlust nahe stehender Angehöriger oder Krieg, nicht aufgeben, sondern die Fähigkeit entwickeln weiterzumachen, werden als resilient bezeichnet.

Wie kann ich Resilienz fördern? Unter anderem

- durch regelmäßige Entspannung,
- durch positive Affirmationen und Gelassenheit (»Let it go ...«),
- durch Humor,
- durch körperliche Betätigung,
- durch Exposition statt Vermeidung,
- durch positiven inneren Dialog und
- durch gesunde Ernährung.

Das negative Gegenstück zur Resilienz wird Vulnerabilität genannt. Vulnerabilität bedeutet, dass jemand besonders leicht durch äußere Einflüsse zu verletzen ist. Vulnerable Personen neigen besonders stark dazu, psychische Erkrankungen zu entwickeln.

Ressource: Darunter wird alles verstanden, was geeignet ist, zum Erreichen eines gewünschten Ziels beizutragen, beispielsweise auch Humor.

Ressourcenzustand: Im Ressourcenzustand zu sein bedeutet, dass alle persönlichen Fähigkeiten und positiven Energien zugänglich und verfügbar sind, was mit einem kraftvollen und freudigen Gefühl einhergeht. Man fühlt sich reich an Ressourcen. Für die klinische Hypnose ist der Aspekt besonders wichtig, dass jemand im Ressourcezustand mehr Wahlmöglichkeiten besitzt, weil er Zugang zu inneren und äußeren Ressourcen hat. Deshalb geht es bei vielen Hypnosetechniken um das Finden von Ressourcen und deren assoziiertes Wiedererleben, die dann als Gegengewicht zu den Angstzuständen »geankert« werden.

Seinsgefühl: Spiritueller Zustand, bei dem ein Einssein mit sich selbst und der Welt besteht, Gefühl von Leichtigkeit, Heiterkeit, Harmonie und Fülle.

Sekundärer Gewinn (engl. *secondary gain*): Unbewusste Vorteile eines Problemverhaltens.

Sekundärgefühl: Gefühl, das dem Primärgefühl vorgezogen wird, weil es akzeptabler, gesellschaftlich anerkannter ist.

Selbstwirksamkeit: Das Konzept entwickelte Albert Bandura in den 1980er-Jahren. Er nennt vier verschiedene Quellen, die die Selbstwirksamkeitserwartung einer Person beeinflussen können:

1. Meisterung von schwierigen Situationen

Erfolg bei der Bewältigung einer schwierigen Situation stärkt den Glauben an die eigenen Fähigkeiten – man traut sich auch in Zukunft solche Situationen zu –, während Misserfolge dazu führen können, an der eigenen Kompetenz zu zweifeln und in Zukunft vergleichbare Situationen eher zu meiden. Damit es zu dieser Beeinflussung der eigenen Selbstwirksamkeitserwartung durch (Miss-)Erfolgerlebnisse kommt, muss die Person jedoch diese (Miss-)Erfolge ihrer eigenen (Un-)Fähigkeit zuschreiben (d. h. internal und stabil attribuieren). Menschen mit einer hohen Selbstwirksamkeit machen trotz einzelner Rückschläge weiter.

2. Beobachtungen von Modellen

Meistern andere Menschen anhand von Fähigkeiten, die den eigenen gleichen (Modell), eine Aufgabe, traut man sie sich selbst auch eher zu. Andererseits demotiviert ein Misserfolg solcher Personen. Dabei gilt: Je größer die Ähnlichkeit zur beobachteten Person, desto stärker die Beeinflussung durch das Modell.

3. Soziale Unterstützung

Menschen, denen gut zugeredet und zugetraut wird, eine bestimmte Situation zu meistern, strengen sich eher an. Sie glauben mehr an sich, als wenn andere an ihren Fähigkeiten zweifeln. Zugleich ist es wichtig, jemanden nicht unrealistisch zu fordern – das würde bei wiederholtem Misserfolg eher demotivieren.

4. Physiologische Reaktionen

Die eigenen physiologischen Reaktionen auf eine neue Anforderungssituation sind oft Grundlage unserer Situations- und Selbstwirksamkeitsbewertung. Herzklopfen, Schweißausbrüche, Händezittern, Frösteln, Übelkeit z. B. gehen oft mit den emotionalen Reaktionen wie Anspannung oder Angst einher. Diese Anzeichen lassen sich leicht als Schwäche interpretieren, und Selbstzweifel kommen auf. Ein Abbau von Stressreaktionen kann Menschen helfen, entspannter an Herausforderungen heranzugehen.

Wenn der Patient beispielsweise lernt, dass er nach 20 tiefen Atemzügen in einen ruhigeren Zustand kommt und dabei ganz von selbst weniger Angst verspürt, stärkt diese Erfahrung seine Selbstwirksamkeit.

SMART: Das Wort SMART ist ein Akronym für fünf Kriterien, die Zielformulierungen erfüllen sollten:

- spezifisch
- messbar
- attraktiv
- realistisch
- terminiert

Somnambulismus: Schlafwandeln. Wird manchmal als extreme Form tiefer Trance bezeichnet.

SPEZI: Das Wort SPEZI ist ein Akronym für fünf Wohlgeformtheitskriterien, die Zielformulierungen erfüllen sollten. Die Bestandteile sind:

- sinnlich konkret
- positiv formuliert
- eigenständig erreichbar
- Zusammenhang geklärt
- Intention des Alten erhaltend

Spiegelneuronen: Nervenzellen, die im Gehirn während der Betrachtung eines Vorgangs die gleichen Potenziale auslösen, wie sie entstünden, wenn dieser Vorgang nicht bloß (passiv) betrachtet, sondern (aktiv) gestaltet würde.

Spiritualität: Warum sind wir hier? Was ist der Sinn des Lebens? Spiritualität fasst all das zusammen, was in metaphysischer und philosophischer Hinsicht über die Person hinausgeht.

Sprache (im engeren Sinne): Informationsübertragung durch verbale Symbole (Worte). Kommunikation erfolgt zu 55 % nonverbal, zu 38 % als Sprachmelodie und zu 7 % verbal. Sprache ist niemals vollständig.

State (Zustand, State of Mind): Physischer und geistiger Zustand einer Person. Gesamtheit aller neurologischen Prozesse, die zu einem bestimmten Zeitpunkt in einer Person ablaufen.

State Management: State Management bedeutet, die Verantwortung für den persönlichen Zustand zu übernehmen.

Status: Status bedeutet Stand, Stellung, Zustand. Im Improvisationstheater bezeichnet Status den durch Körpersprache und Auftreten gespielten »sozialen Status« einer Rolle.

Stellvertreterrahmen: Sonderform des Als-ob-Rahmens, in der man in der Vorstellung einen Stellvertreter etwas erleben lässt.

Strategie: Folge von Wahrnehmungs-, Denk- oder Verhaltensschritten sowie Aktivierung von Emotionen zur Erreichung eines spezifischen Ziels.

Suggestion: Gezielte Induktion bestimmter Vorstellungen und Reaktionen von außen. Wird die Suggestion akzeptiert, führt sie zur Autosuggestion.

Submodalität: Unterkategorien der Sinne, Bestandteile einer Wahrnehmung; z. B. sind Helligkeit, Farbe, Bildschärfe, ... Submodalitäten visueller Wahrnehmung.

Synästhesie: Miterregung eines Sinnesorgans bei Reizung eines anderen.

Technik: Techniken sind Grundfertigkeiten, die für sich genommen angewendet werden oder in Therapiemethoden einfließen; Beispiel: Pacing.

Teile, Persönlichkeitsanteile: Unbewusste Persönlichkeitsanteile, Unterpersönlichkeiten, die ihren Ursprung in signifikanten emotionalen Erfahrungen haben, entfremdete und abgespaltete Funktionen, die ein Eigenleben führen und, falls sie nicht miteinander übereinstimmen, eine Quelle von innerpersönlichen Konflikten darstellen.

Teilemodell: Die Idee, dass die Gesamtpersönlichkeit aus Teilen besteht, die mehr oder weniger gut miteinander harmonieren bzw. kommunizieren können. Die Grundidee ist alt und weltweit verbreitet. In der Hypnotherapie wurde die Arbeit mit Persönlichkeitsanteilen sehr von Virginia Satir angeregt (»Parts-Party«).

Trance: Veränderter Bewusstseinszustand, in dem ein unwillkürliches Erleben (»Es passiert ganz unwillkürlich«), verbunden mit dem Erleben von Dissoziation vorherrscht. Da unwillkürliche Prozesse schneller und effektiver wirken als willkürliche, werden sie in der Hypnosetherapie eingesetzt, um die Effektivität gewisser Muster zu erhöhen (»Wunsch-, Ziel- oder Lösungstrance«) und gleichzeitig unerwünschte Muster (»Problem- oder Symptomtrance«) zieldienlich zu verändern oder aufzulösen.

Trauma: Belastendes Erlebnis, das von der Person, die es erlitten hat, nicht oder nur negativ verarbeitet werden kann.

Trance Induction: Hervorrufen eines Zustands der Trance oder Hypnose.

Trigger: Auslöser für ein bestimmtes Verhalten oder Programm. (»Wenn Sie das Flugzeug betreten, werden Sie ...«)

Unterbewusstsein/Unbewusstes: Der Bereich der menschlichen Psyche, der dem Bewusstsein nicht direkt zugänglich ist; die Summe aller Gedanken, Einstellungen, Erinnerungen, Motive und Handlungsbereitschaften, deren wir uns nicht aktiv bewusst sind. Das Unterbewusstsein besitzt die Fähigkeit, mehrere Dinge gleichzeitig zu erledigen und eine große Menge an Informationen aufzunehmen. Die Tiefenpsychologie geht davon aus, dass unbewusste psychische Prozesse das menschliche Handeln, Denken und Fühlen entscheidend beeinflussen.

Utilisation: Nutzung, Anwendung. Es geht in der Hypnosetherapie darum, alles, was vom Patienten kommt, erfolgreich, also zieldienlich, zu nutzen. Selbst Widerstand kann utilisiert werden – alles ist nur eine Frage der Fähigkeiten des Therapeuten. Im Zusammenhang mit Modelling bedeutet Utilisation: Reduktion der Informationen aufs Wesentliche.

VAKOG: alle Sinneskanäle betreffend (**v**isuell, **a**uditiv, **k**inästhetisch, **o**lfaktorisch, **g**ustatorisch).

Versöhnungsphysiologie: Körperlicher Zustand, in dem sich ein Mensch befindet, wenn ihm deutlich wird, dass eine zuvor negativ bewertete Sache auch positiven Seiten hat.

Verschachtelte Geschichten: Sie sollen tiefer und tiefer in Trance führen und enger oder weiter um das Veränderungsthema kreisen.

Wahlfreiheit: Die Wahlfreiheit zu vergrößern ist das Ziel jeder gelungenen Therapie.

Wahrnehmung: Wahrnehmung ist alles, was wir über unsere fünf Sinne registrieren – in Abgrenzung zur Interpretation, bei der der Wahrnehmung eine Bedeutung hinzugefügt wird. Wahrnehmung wird durch unsere Wahrnehmungsfilter verändert und ist ein reiner Gegenwartsprozess.

Wahrnehmungsposition: Wir können aus vier Positionen wahrnehmen:

1. Ich (assoziiert)
2. Du (vom Selbst dissoziiert, mit dem anderem assoziiert)
3. Beobachter (dissoziiert)
4. Metaposition (Beobachter des Beobachters)

Wohlgeformtheitskriterien: Kriterien zur Formulierung eines Ziels, die das Ziel konkret, leichter erreichbar und die einzelnen Schritte dorthin überprüfbar machen. Im NLP gibt es zwei Akronyme, die die Wohlgeformtheitskriterien für Ziele definieren: SMART und SPEZI.

Zeitverzerrung: Man erlebt eine längere Zeitspanne, als ob sie ganz kurz wäre (Zeitkontraktion), oder eine kurze Zeit, als ob sie sehr lang wäre (Zeitextraktion).

Ziel: Ein Ziel ist ein wünschenswerter Zustand, der in der Zukunft liegt. Man unterscheidet Prozessziele und Punktziele. Lebensziele könnten beispielsweise sein: Gesundheit – finanzielle Freiheit – glückliche Beziehungen – persönliche Entwicklung – Spiritualität.

Zielorientierung: Die Hypnotherapie fokussiert auf Lösungen, Ressourcen und Ziele. Damit unterscheidet sie sich wesentlich von der pathologie- und defizitorientierten sogenannten Schulmedizin.

Zielphysiologie: Körperlicher Zustand, der eintritt, wenn ein Mensch sich vorstellt, ein Ziel zu erreichen bzw. erreicht zu haben.

Zirkuläres Fragen: Zirkuläres Fragen bedeutet, jemanden über einen Dritten in dessen Gegenwart zu befragen. In der Familientherapie werden die anderen Familienmitglieder zum Verhalten des Patienten befragt, z. B. Therapeut zur Mutter: »Was glauben Sie denkt Ihre Tochter darüber?« Zirkuläres Fragen wurde in der systemischen Familientherapie von der Mailänder Schule um Mara Selvini Palazzoli Anfang der 1980er-Jahre entwickelt.

Zufall: Bedeutungsvolle Gleichzeitigkeit. Ein Ereignis, bei dem der Zusammenhang zwischen Ursache und Wirkung nicht erkennbar ist.

Zukunftsprogression: Das Erkunden der Zukunft in Trance.

Kleines Luftfahrt-ABC

ADT: Erwachsener (engl. *adult*)

AIH: Tiertransport im Frachtraum (engl. *animal in hold*)

Airborne: »in die Luft geboren«, also ein Flugzeug nach dem Start ohne Bodenkontakt

Airline Code: Abkürzung für eine Fluggesellschaft (sog. 2- oder 3-Letter-Code wie z. B. LH für Lufthansa)

Air Sickness Bag: Spucktüte (sollte sich in der Rückentasche des Vordersitzes befinden)

Air Traffic Congestion: »Luftstau«, also zu viele Flugzeuge im gleichen Luftraum

Aisle Seat: Gangplatz

Approach: Landeanflug

Arrivals: Ankünfte bzw. Ankunftsbereich am Airport

ATC: Flugsicherung (engl.: *air traffic control*)

Baggage Claim: Gepäckausgabe

Baggage-ID: Gepäckidentifizierungscode (auch Bag-ID)

Baggage Tag: Kofferanhänger mit Infos zu Flug-Nr., Ziel etc.

Basic Fare: Grundpreis oder Basistarif

Belly: Frachtraum im unteren Teil des Flugzeugs

Bin: Gepäckfächer über den Sitzen (auch: *overhead bin*)

Boarding Card: »Eintrittskarte« zum Flieger, darauf stehen Sitzplatz-Nr., Gate-Nr., Einsteigezeit etc.

Boarding Time: Uhrzeit, ab wann der Einlass zum Flugzeug beginnt

Cabin: gesamter Kabineninnenraum

Cabin Attendant: Flugbegleiter/Stewardess

Cabin Pressure: Luftdruck in der Kabine (im Reiseflug entspricht der Luftdruck in der Kabine einem Außendruck einer Höhe von ca. 1200 Metern)

Cancellation/cancelled: Flug, der annulliert wurde

Cargo: Frachttransport bzw. Luftfracht

Carrier: »der Träger«, also die Fluggesellschaft

Carry-on-luggage: Handgepäck (Maße, Inhalt und Gewicht beachten!)

Catering: Essen, Snacks und Getränke an Board

CHD: Kind (engl. *child*)

Checked Baggage: Gepäck, das aufgegeben und überprüft wurde

Check-in: Vorgang am Schalter, bei dem man das Gepäck aufgibt und die Boarding Card und den Gepäckabschnitt bekommt

Connecting Flight: Anschlussflug

Cruising Altitude: Reiseflughöhe

Customs: Zollstelle

Dangerous Goods: Gefährliche Gegenstände, die an Bord nicht erlaubt sind

Declaration: Angabe der zu verzollenden Waren bei den Customs

Deicing: Enteisung des Flugzeugs bei Schnee und Frost

Delay: Verspätung

Departures: Abflüge bzw. Abflugsbereich am Flughafen

Destination: Ziel Ihrer Flugreise

Direct Flight: Direktflug mit Zwischenlandung (*kein* Nonstop-Flug)

Domestic Flight: Inlandsflug

Economy Class: Touristenklasse (abgekürzt mit »Y«)

Elapsed Time: verbrauchte Flugzeit

Emergency Exit: Notausgang (auch: Exit)

ETA: geschätzte Ankunftszeit (engl. *estimated time of arrival*)

ETD: geschätzte Abflugszeit (engl. *estimated time of departure*)

E-Ticket: elektronisch erstelltes Flugticket (auch ETIX)

Excess Baggage: Übergepäck

Fare: Tarif/Preis für das Ticket

Flight Attendant: Flugbegleiter/Stewardess (auch *cabin attendant*)

Flight Deck: Cockpit

Flight Number: Flugnummer (beinhaltet Code der Airline und des Flugs, z. B. ist LH 400 der Morgenflug von Frankfurt am Main nach New York City)

Flight Time: Flugzeit

Follow me: schwarz-gelbe Fahrzeuge auf dem Rollfeld, die das Flugzeug begleiten/führen

Free Seating: freie Sitzplatzwahl, d. h., es sind keine Sitzplatznummern vergeben

Frequent Traveller/Flyer: vielfliegender Passagier, mit sehr vielen Flügen, häufig Nutzer eines Bonusprogramms der Fluggesellschaft

Gabelflug: Rückflug erfolgt von einem anderen Flughafen als bei Anreise (auch: *open jaw flights*)

Galley: Bordküche

Gangway: fahrbare Treppe, um ins Flugzeug einzusteigen

Gate: Flugsteig

GMT/UTC: Auf dem o-Meridian basierende Ortszeit (engl. Greenwich Mean Time/Universal Time Code)

Hand Luggage: Handgepäck

Hangar: Halle oder »Garage« der Flugzeuge

Hazardous Items: gefährliche Gegenstände, die an Bord verboten sind

Hub: großer Flughafen als Drehscheibe, in der alle Flugverbindungen zusammenlaufen

IATA: Organisation der Fluglinien (engl. International Air Transport Association)

ICAO: das internationale Piloten-Alphabet:

A = Alpha, B = Bravo, C = Charly, D = Delta, E = Echo, F = Foxtrott, G = Golf, H = Hotel, I = India, J = Juliett, K = Kilo, L = Lima, M = Mike, N = November, O = Oscar, P = Papa, Q = Quebec, R = Romeo, S = Sierra, T = Tango, U = Uniform, V = Victor, W = Whiskey, X = X-Ray, Y = Yankee, Z = Zulu

Inbound Flight: eingehender Flug

In-Flight Entertainment: Unterhaltungsprogramm an Bord

INV: per Rechnung bezahlt (engl. *invoice*)

IT: Reise, die Flug, Transfer und Unterbringung beinhaltet (inklusive Tour)

Jetlag: Müdigkeit bei Reisen, die durch verschiedene Zeitzonen bedingt ist

Knoten: Geschwindigkeit bei Flugzeugen (1 Knoten = 1 Seemeile/Stunde = 1,852 km/h = 0,51444 m/s)

Landing Gear: Fahrwerk des Flugzeugs

Landing Weight: Landegewicht des Flugzeugs beim Aufsetzen (geringer als beim Start, da Kerosin verbraucht wurde)

Layover: Zwischenaufenthalt

Local Time: Ortszeit

Locker: Schließfach bzw. Gepäckfach

Lost and Found: Fundbüro für verloren gegangene Gepäckstücke (üblicherweise im Ankunftsbereich)

Maintenance: Wartung und Pflege

Min/Max Stay: minimale bzw. maximale Aufenthaltsdauer mit dem gewählten Tarif

Nonstop-Flug: Flug ohne Zwischenlandung (nicht zu verwechseln mit Direktflug!)

No-show: Passagier, der trotz Buchung nicht zum Flug erschienen ist

Occupied: besetzt (z. B. Bordtoilette)

One Way Fare: Preis für einfachen Flug (ohne Rückflug)

Onward Flight: Anschlussflug (auch Connecting Flight)

Open return: Rückflugdatum nicht definiert

Outbound Flight: abgehender Flug

Overbooking: Überbuchung, d. h. mehr Plätze verkauft als vorhanden

Overhead Bin/Compartment: Gepäckablage über den Sitzen

Oxygen Mask: Sauerstoffmaske gegen Druckabfall in der Kabine

Passenger Bridge: Verbindungsbrücke vom Gate zum Flugzeug (auch: Finger)

Passenger Receipt: Beleg, der beim Fluggast bleibt

PAX: Abkürzung für Passagier(e) bzw. Fluggäste

Pet Box: Transportbox für Tiere, die meist im Frachtraum transportiert werden

PETC: Tier, das mit in die Passagierkabine genommen wird (engl. *pet in cabin*)

Pre-assigned Seating: vorab reservierte Sitzplätze

Preboarding: Vorrecht für bestimmte Personen (Kinder, Kranke etc.), vorab an Bord gehen zu dürfen

Purser/Purserette: Leiter(in) der Flugbegleiter/Stewardessen an Bord, »Chefsteward«

Refund: (Kosten-)Erstattung

Regular Fare: regulärer Preis

Rerouting: Umleitung von Flügen

Routing: Informationen über die Flugstrecke

Row: Sitzreihe

Runway: Start-/Landebahn des Flughafens

Safety: Sicherheit (an Bord)

Schedule: Flugplan

Scheduled Flight: planmäßiger Flug

Seatbelts: Sicherheitsgurte

Security Check: Sicherheitskontrolle

Slot: ein Zeitfenster für den Start- und Landebetrieb an Flughäfen

Special Meals: spezielle, vorzubestellende Mahlzeiten (z. B. vegetarisch)

Standby: Beförderung, nur wenn noch Plätze frei sind

Stopover: Zwischenstopp bzw. Zwischenlandung

Taxiway: Rollweg zur eigentlichen Start- und Landebahn

Terminal: Flughafen- und Abfertigungsgebäude

3-Letter-Code: Airport-Identifikationscode der IATA für Städte und Flughäfen, z. B. JFK für New York City (»John F. Kennedy«)

Timetable: Flugplan

Time Zone: Zeitzone

TOD: Ticket ist am Flughafenschalter hinterlegt (engl. *ticket on departure*)

Tower: Kontrollturm als Leitzentrale für Flugzeuge

UM: allein reisendes Kind mit besonderer Betreuung (engl. *unaccompanied minor*)

Vacant: frei, unbesetzt

Valid days: Gültigkeitszeitraum (für Ticket)

Void: ungültig

Voucher: Gutschein

Waiting List: Warteliste, um an Bord zu dürfen oder einen Sitzplatz zu bekommen

Window Seat: Fensterplatz

Wing: Flügel/Tragflächen

Nachwort

Jeder Mensch ist in seinem Wesen und auch in seiner Entwicklung während einer Therapie einzigartig.

Die in diesem Buch beschriebenen Therapieanleitungen sind als Anregungen gedacht, die Sie hoffentlich ganz nach Ihren persönlichen Wünschen, Kenntnissen und Vorlieben umändern und individuell, kreativ im gewünschten Sinne Ihrer Patienten zieldienlich und lösungsorientiert anwenden werden können.

Ich wünsche Ihnen jedenfalls viel Erfolg und Freude bei Ihrer Arbeit – auch beim Einsatz moderner klinischer Hypnose –, und vielleicht begegnen wir uns ja einmal, natürlich ganz entspannt, an Bord eines Flugzeugs.

In diesem Sinne: »*Always Happy Landings!*«

Danksagung

Beim Durchlesen des fertigen Manuskriptes bin ich ganz erstaunt, wie viele Leute mir direkt und indirekt beim Realisieren dieses Projektes geholfen haben! Wer Bücher schreibt, braucht Hilfe. Ich habe sie gehabt, und ich weiß sie zu schätzen. Mein Dank gilt:

Meinem Freund und Kollegen Horst Schalk und seinem Team, mit denen die Arbeit in unserer Praxisgemeinschaft am Zimmermannplatz so große Freude macht.

Meinen Patienten und Klienten, die mir ihr Vertrauen schenken und von denen ich so viel lerne.

Der Vereinigung Cockpit VC (Berufsverband der Verkehrsflugzeugführer und Flugingenieure), für die Beantwortung der vielen technischen Fragen.

Agnes Kaiser Rekkas für ihre freundschaftliche und fachlich- kollegiale Unterstützung vor und nach dem kreativen Schub, den ich in Kastro erhielt, wo ich auch so wunderbare entdeckungsreiche Stunden mit Cordula Leddin verbringen durfte.

Otto Stählin für die gemeinsame Zugreise ebendort. Die dadurch frei gewordene Energie mündete direkt in dieses Buchprojekt.

Charlotte Wirl und Monika Specht-Tomann, die das Buch noch während der Entstehung gelesen haben, danke ich für die vielen praktischen Verbesserungsvorschläge.

Dem Team des Carl-Auer Verlages, vor allem Ralf Holtzmann, Klaus W. Müller und Beate Ch. Ulrich, für die wunderbare Betreuung und Lektorierung während des Entstehungsprozesses dieses Buches.

Meinen Eltern Renate Magerle und Bodo-Bernd Conrad und meinem Bruder Christian Conrad mit Gabi, Christina und Anna für ihren Glauben an mich.

Brigitte Janker für ihre Freundschaft und Unterstützung, die sie mir und Phong schenkt. Familie Nguyen Vuong für Ihre Gastfreundschaft.

Marlis und Nikolaus dafür, dass sie zugunsten der Arbeit an diesem Buch auf unsere gemeinsamen Tage in der Toskana verzichteten.

Meinem Lebenspartner Phong widme ich dieses Buch. Danke für deine Liebe und deine Inspiration.

Allen Mitgliedern meiner Familie und allen meinen Freunden, die mit dazu beigetragen haben, dass der »Highlander« in meiner Praxis hängt. Seine Anwesenheit erinnert mich immer daran, dass jeder seinen eigenen geistigen Weg finden und gehen muss und nicht den eines anderen.

Tobias Conrad
Wien und Frankfurt am Main, April 2008

Literatur

Alman, B. u. P. Lambrou (2007): Selbsthypnose. Ein Handbuch zur Selbsttherapie. Heidelberg (Carl-Auer), 7. Aufl.

Bandler, R. a. J. Grinder (1979): Frogs into Princes. Moab, Utah (Real People Press).

Bauer, J. (2003): Das Gedächtnis des Körpers. Wie Beziehungen und Lebensstile unsere Gene steuern. Frankfurt am Main (Eichborn).

Benson, H. (2000): The Relaxation Response. New York (Harper Torch).

Blohm, W. (2006): Selbsthypnose und Hypnotherapie. Neue Wege bei Ängsten, Schmerzen, Stress und Depressionen. Heidelberg (mvg).

Bohne, M. (2008): Einführung in die Praxis der energetischen Psychotherapie. Heidelberg (Carl-Auer).

Bökmann, M. (2008): Mit den Augen eines Tigers. Heidelberg (Carl-Auer), 4. Aufl.

Bongartz, W. u. B. Bongartz (2000): Hypnosetherapie. Göttingen (Hogrefe).

Bonner, K. (2007): Nie mehr Flugangst. Ein Selbsthilfeprogramm in sechs Schritten. Düsseldorf (Patmos).

Campbell, D. (1997): Der Seele Klang. Die heilende Kraft von Atem, Ton und Musik. München (Kösel).

Carr, A. (2000): Endlich fliegen ohne Angst. Der einfache Weg, Flugangst zu überwinden. München (Goldmann).

Cheek, D. B. (1994): Hypnosis: The Application of Ideomotor Techniques. New York (Allyn and Bacon).

De Benedettis, G. (1999): Hypnotically induced Dreams: Rationale and Techniques. *Australian Journal of Clinical and Experimental Hypnosis* 27 (2): 42–49.

De Jong et al. (1999): Treatment of Specific Phobias with Eye Movement Desensitization and Reprocessing (EMDR): Protocol, Empirical Status and Conceptual Issues. *Journal of Anxiety Disorders* (13): 69–85.

De Pascalis, V. (1999): Psychophysiological Correlates of Hypnosis and Hypnotic Susceptability. *International Journal of Clinical and Experimental Hypnosis* 47 (2): 117–143.

de Shazer, S. (1989): Der Dreh: überraschende Wendungen und Lösungen in der Kurzzeittherapie. Heidelberg (Carl-Auer), 10. Aufl. 2008.

de Shazer, S. (1992): Das Spiel mit Unterschieden. Wie therapeutische Lösungen lösen. Heidelberg (Carl-Auer), 5. Aufl. 2006.

Dittrich, A. (1985): Ätiologie-unabhängige Strukturen veränderter Wachbewusstseinszustände. Stuttgart (Enke).

Dörner, K. u. U. Plag (2002): Irren ist menschlich. Lehrbuch der Psychiatrie/Psychotherapie. Bonn (Psychiatrie-Verlag).

Erickson, M. H. (2004): Hypnose – Induktion, psychotherapeutische Anwendung, Beispiele. München (Klett-Cotta), 6. Aufl.

Erickson, M. H. a. E. Rossi (1994): Der Februarmann. Persönlichkeits- und Identitätsentwicklung in Hypnose. Paderborn (Junferman), 2. Aufl.

Frankl, V. E. (1982): Ärztliche Seelsorge. Grundlagen der Logotherapie und Existenzanalyse. Wien (Franz Deuticke).

Freud, S. (1895): Über die Berechtigung, von der Neurasthenie einen bestimmten Symptomkomplex als »Angstneurose« abzutrennen. Studienausgabe, Bd. 6. Frankfurt am Main (Fischer), S. 25, 27–49.

Freud, S. (1909): Analyse der Phobie eines fünfjährigen Knaben. Falldarstellung »Der kleine Hans«. Studienausgabe, Bd. 8. Frankfurt am Main (Fischer), S. 9, 13–122.

Freud, S. (1926): Hemmung, Symptom und Angst. Studienausgabe, Bd. 6. Frankfurt am Main (Fischer), S. 227, 233–308.

Gendlin, E. T. (1998): Focusing-orientierte Psychotherapie. Ein Handbuch der erlebnisbezogenen Methode. Stuttgart (Klett-Cotta).

Gross et al. (2002): Reduced Serotonin Receptors in Anxiety Disorders. *Nature* 416: 396–400.

Haley, J. (2002): Die Psychotherapie Milton H. Ericksons. Stuttgart (Pfeiffer bei Klett-Cotta).

Halsband, U. (2006): Bilingual and multilingual language processing. In: U. Halsband (ed.): Brain Imaging in Neurosciences – an Interdisciplinary Approach. *Journal of Physiology* 99 (4–6): 355–369.

Hammond, D. C. (1990): Handbook of Hypnotic Suggestions and Metaphors. London (Norton).

Hawkins, P. J. (2006): Hypnosis and Stress. A Guide for Clinicians. New York (Wiley).

Hüther, G. (2005): Biologie der Angst: Wie aus Stress Gefühle werden. Göttingen (Vandenhoeck & Ruprecht), 3. Aufl.

Jung, C. G. (1954): The Practical Use of Dream Analysis (The Collected Works of C. G. Jung, Vol. 16). Princeton (Princeton University Press).

Kabat-Zinn, J: (2005): Wherever You Go, There You Are: Mindfulness Meditation in Everyday Life. New York (Hyperion).

Kabat-Zinn, J. (2006): Gesund durch Meditation. Frankfurt am Main (Fischer).

Kaiser Rekkas, A. (2005): Im Atelier der Hypnose. Entwurf, Technik, Therapieverlauf. Heidelberg (Carl-Auer).

Kaiser Rekkas, A. (2007a): Die Fee, das Tier und der Freund. Heidelberg (Carl-Auer), 2. Aufl.

Kaiser Rekkas, A. (2007b): Klinische Hypnose und Hypnotherapie. Heidelberg (Carl-Auer), 4. Aufl.

Knecht, Th. (2005): Erfunden oder wieder gefunden? Zum aktuellen Stand der »Recovered Memory«-Debatte. *Schweizerisches Medizin Forum* (5): 1083–1087.

Kossak, H.-C. (2004): Hypnose. Lehrbuch für Psychotherapeuten und Ärzte. Weinheim/Basel (Beltz).

Koukkou, M. (1998): Neurophysiologische Theorien zur Wiedererinnerung und Veränderung von Gedächtnisinhalten. In: Y. Maurer (Hrsg.): Körperzentrierte Psychotherapie IKP: Grundlegende Theorien und Aspekte. Zürich (IKP).

Lambert M. J. a. A. E. Bergin (1994): The effectiveness of psychotherapy. In: S. L. Garfield a. A. E. Bergin (eds.): Handbook of Psychotherapy and Behavior Change. New York (Wiley).

Lambrecht, F. (2006): Praxisbuch EMDR. Modifizierungen für spezielle Anwendungsgebiete. Stuttgart (Klett-Cotta).

Lankton, S. a. C. Lankton (1986): Enchantment and Intervention in Family Therapy. New York (Brunner/Mazel).

Liggett, D. R. (2004): Sporthypnose. Eine neue Stufe des mentalen Trainings. Heidelberg (Carl-Auer).

Loftus et al. (1995): The Formation of False Memories. *Psychiatric Annals* 25 (12): 720–725.

Magee et al. (1996): Agoraphobia, simple phobia, and social phobia in the national comorbidity survey. *Archives of General Psychiatry* 53 (2): 159–168.

Margraf, J. u. S. Schneider (1990): Panik. Angstanfälle und ihre Behandlung. Berlin/Heidelberg/New York (Springer).

Miller, A. (2007): Dein gerettetes Leben. Frankfurt am Main (Suhrkamp).

O'Connor, J. (2001): Neurolinguistisches Programmieren. Gelungene Kommunikation und persönliche Entfaltung. Kirchzarten (VAK).

Möller, H. J. (2006): Therapie psychischer Erkrankungen. Stuttgart (Thieme).

Olness, K. u. D. P. Kohen (2006): Lehrbuch der Kinderhypnose und Kinderhypnotherapie. Heidelberg (Carl-Auer), 2. Aufl.

Perls, F. S., R. E. Hefferline u. P. Goodman (1981): Gestalt-Therapie. Stuttgart (Klett-Cotta).

Phillips, M. u. C. Frederick (2003): Handbuch der Hypnotherapie bei posttraumatischen und dissoziativen Störungen. Heidelberg (Carl-Auer), 2. Aufl. 2007.

Prior, M. (2006): Beratung und Therapie optimal vorbereiten. Heidelberg (Carl-Auer), 3. Aufl. 2008.

Reddemann, L. (2003): Imagination als heilsame Kraft. Stuttgart (Pfeiffer bei Klett-Cotta).

Revenstorf, D. u. B. Peter (2007): Hypnose in Psychotherapie, Psychosomatik und Medizin. Manual für die Praxis. Berlin/Heidelberg/New York (Springer).

Revenstorf, D. u. R. Zeyer (2008): Hypnose lernen. Leistungssteigerung und Stressbewältigung durch Selbsthypnose. Heidelberg (Carl-Auer), 8. Aufl.

Ried, S. (2000): Das Yoga-Heilbuch: Schmerzen besiegen ohne Medikamente. München (Nymphenburger).

Rossi, E. a. D. B. Cheek (1988): Mind-Body Therapy. New York (W. W. Norton).

Rüegg, U. Z. (2007): Psychotherapie und musikinduziertes verändertes Bewusstsein. *Wiener Medizinische Wochenschrift* 158 (17–18): 429–434.

Satir, V. (1990): Kommunikation, Selbstwert, Kongruenz. Paderborn (Jungfermann).

Schmidt, G. (2004): Einführung in die hypnosystemische Therapie und Beratung. Heidelberg (Carl-Auer), 2. Aufl. 2008.

Schmidt, G. (2007): Liebesaffären zwischen Problem und Lösung. Hypnosystemisches Arbeiten in schwierigen Kontexten. Heidelberg (Carl-Auer), 2. Aufl.

Schulz-Stübner, S. (2007): Medizinische Hypnose. Stuttgart (Schattauer).

Schütz, G. (2002): Hypnose in der Praxis. Über das Phänomen der Trance. Paderborn (Junfermann).

Schulz von Thun, F. (2004): Das Innere Team in Aktion. Praktische Arbeit mit dem Modell. Reinbek (Rowohlt).

Senf, W. u. M. Broda (2005): Praxis der Psychotherapie. Stuttgart (Thieme).

Shapiro, F. (2001): Eye Movement Desensitization and Reprocessing. New York (Guilford Press).

Sölle, D. (1997): Mystik und Widerstand. Hamburg (Hoffmann und Campe).

Trenkle, B. (2005): Die Löwen-Geschichte. Heidelberg (Carl-Auer), 4. Aufl.

Watkins, J. G. u. H. H. Watkins (2003): Ego States. Theorie und Praxis. Ein Handbuch. Heidelberg (Carl-Auer), 2. Aufl. 2008.

Watson, J. B. a. R. Rayner (1920): Conditioned emotional reactions. *Journal of Experimental Psychology* (3): 1–14.

Weil, A. (2005): Breathing: The Master Key to Self Healing. Boulder, Colorado (Sounds True).

Wilk, D. (2005): Auf den Schultern des Windes schaukeln. Heidelberg (Carl-Auer), 2. Aufl. 2008.

Wilson, R. a. T. W. Cummings (1991): Achieving Comfortable Flight: Taking the Anxiety Out of Airline Travel. Chapel Hill, NC (Pathway Systems).

Wirl, C. (2000): Kreatives Gestalten als Kurzintervention in einer Erickson'schen Psychotherapie für Kinder und Jugendliche. In: K. L. Holtz, S. Mrochen, P. Nemetscheck u. B. Trenkle (Hrsg.): Neugierig aufs Großwerden. Heidelberg (Carl-Auer Systeme), 3. Aufl. 2007, S. 196–227.

Wolberg, L. R. (1964): Hypnoanalysis. New York (Grune & Stratton).

World Health Organisation (ed.) (1991): ICD. International WHO Classification of Diseases. New York.

Ziegler, V. W. (1999): Freude am Fliegen. Wien (Ibera).

Ziegler, V. W. (2007): Das Erfolgsprogramm für entspanntes Fliegen. München (Travel House).

Aus- und Weiterbildung

Weiterbildungsordnungen gibt es u. a. bei der Deutschen Gesellschaft für Hypnose und Hypnotherapie (DGH), der Milton Erickson Gesellschaft für Klinische Hypnose (MEG), der Deutschen Gesellschaft für Ärztliche Hypnose und Autogenes Training (DGÄHAT), der Milton Erickson Gesellschaft für Klinische Hypnose und Kurztherapie, Austria (MEGA) und der Schweizerischen Ärztegesellschaft für Hypnose (SMSH).

Alle Curricula dieser Fachverbände setzen explizit eine vorangehende psychologische und/oder psychotherapeutische Grundausbildung oder ärztliche Approbation und eine mehrjährige Berufspraxis voraus.

Weitere Informationen unter: www.hypnose.de

Verzeichnis der Trance-Anleitungen

Über den Autor

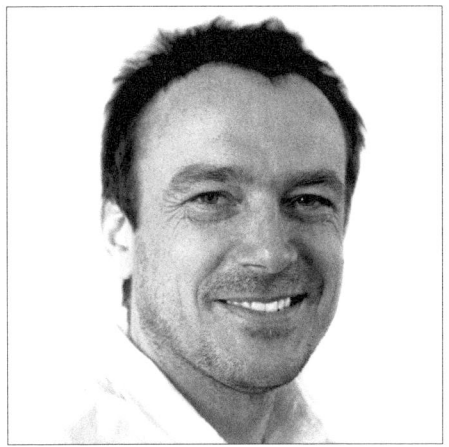

Dr. med. Tobias Conrad, eigene Privatpraxis für ganzheitliche Medizin in Wien, Weiterbildung in klinischer Hypnose. Neben seiner ärztlichen Tätigkeit ist er Purser und Mitglied des Special Assistance Teams (SAT) der Deutschen Lufthansa und arbeitet als Teamleiter an Bord von Großraumflugzeugen. Seine Arbeitsschwerpunkte sind: Klinische Hypnose, Musiktherapie und Heilmeditation, die Behandlung von Ängsten und Stress sowie Krisenintervention. Er ist Mitbegründer von *www.liberatingsounds.com*, einem modernen Mind-body-medicine-Konzept.

www.tobiasconrad.com

Durch die Art, wie wir den Dingen
Aufmerksamkeit schenken, treffen wir für
uns eine Wahl, welche Art Welt es sein soll,
in der wir leben wollen.

Medizinische Hypnose

Angsterkrankung

Schlaflosigkeit

Psychosomatische Erkrankung

Erschöpfungssyndrom

Suchterkrankung

Übergewicht

Lebenskrise

Ich kümmere mich persönlich um Sie und betreibe eine ganzheitliche
medizinische Diagnostik und Therapie auf seelisch/geistiger/körperlicher
Ebene mit integrativ-komplementärmedizinischen sanften Methoden.

Dr. med. univ. Tobias Conrad
Privatpraxis für medizinische Hypnose
Zimmermannplatz 1
A-1090 Wien
+43 664 125 13 88
contact@tobiasconrad.com
www.tobiasconrad.com

Bill O'Hanlon
Probiers mal anders!
Zehn Strategien, die Ihr Leben verändern

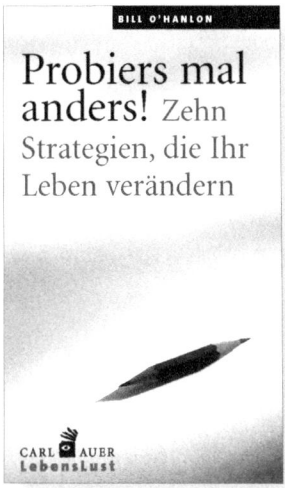

197 Seiten, Kt, 2007
ISBN 978-3-89670-578-5

„Es ist unsinnig, immer wieder dasselbe zu tun und trotzdem unterschiedliche Ergebnisse zu erwarten." Wer mit hartnäckigen Problemen kämpft, weiß das im Prinzip, findet aber oft keine Alternative.

Der Paar- und Familientherapeut Bill O'Hanlon zeigt in diesem Buch an vielen Beispielen, dass oft schon kleine Veränderungen in der Sichtweise oder im Verhalten den Weg zur Lösung weisen: „Das wichtigste Prinzip ist sehr pragmatisch: Wenn das, was Sie tun, nicht funktioniert, tun Sie etwas anderes!"

„O'Hanlon weiß, dass das Leben viel komplexer ist, als das klügste Buch vermitteln kann und dass seine zehn Strategien nicht zu jedem Menschen passen. Doch er traut sich – und das macht das Buch so lesenswert – die Menschen aufzurufen, an ihre Selbstheilungskräfte zu glauben. Das hat nichts mit positivem Denken zu tun, sondern mit Liebe, Respekt und Wertschätzung." Psychologie Heute

„Wer mit seinen alltäglichen Problemen in eine Sackgasse geraten ist, der ist mit diesem Selbsthilfebuch sehr gut beraten." getAbstract

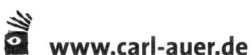

www.carl-auer.de

Dirk Revenstorf | Reinhold Zeyer

Hypnose lernen

Anleitungen zur Selbsthypnose
für mehr Leistung und weniger Stress

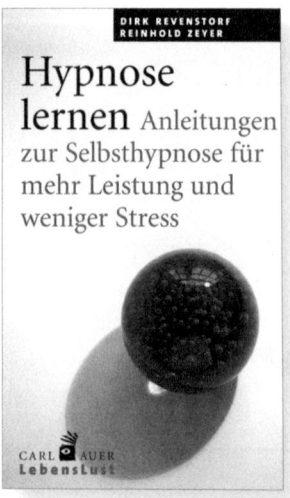

153 Seiten, Kt, 8. Aufl. 2008
ISBN 978-3-89670-642-3

Ein einfach und verständlich geschriebenes Buch, das grundlegende Informationen zum Thema *Selbsthypnose* und *Hypnose* gibt. Anhand einer übersichtlichen Situationsanalyse kann der Leser seine eigenen Kompetenzen einschätzen, seine persönlichen Trainingsziele bestimmen und die Prinzipien der hypnotischen Stressbewältigung erlernen.

Aus einer Reihe von Übungen, die in der Praxis vielfach erprobt sind, werden erlernte Trance-Strategien zur Aktivierung von persönlichen Ressourcen, zur hypnotischen Bearbeitung vergangener Erfahrungen und zur Programmierung von Erfolg in der Zukunft genutzt. In der Hypnose bewährte therapeutische Geschichten und Metaphern dienen der entspannten Lektüre.

„Das Buch gehört seit Jahren zur empfohlenen Literatur in der Hypnoseausbildung von Ärzten und Psychologen, weil es kompetent und kompakt Grundlagen moderner Hypnose und Selbsthypnose vermittelt. Es kann jedoch auch therapiebegleitend Klienten als Lektüre an die Hand gegeben werden und erschließt in diesem Fall als Taschentherapeut und Selbsthilfebuch viele Möglichkeiten der Selbsthypnose.“
Bernhard Trenkle
Milton-Erickson-Institut, Rottweil

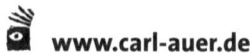 **www.carl-auer.de**